名医讲堂
前列腺疾病
300问

彭 波 王光春 张海民◎主编

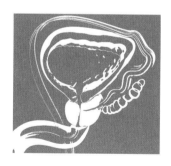

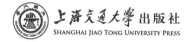

上海交通大学出版社
SHANGHAI JIAO TONG UNIVERSITY PRESS

内容简介

  本书从前列腺炎、前列腺增生与前列腺癌的基本知识(前列腺的解剖、生理、功能)、病因、诊断、治疗、预后、康复、疾病的鉴别等方面着手,结合最新的研究和临床心得,采用通俗易懂的问答模式结合视图、视频对这三种疾病进行讲解。

  本书适合广大民众阅读,也可供医护人员参考学习。

图书在版编目(CIP)数据

名医讲堂:前列腺疾病300问/彭波,王光春,张海民主编.—上海:
上海交通大学出版社,2018
ISBN 978-7-313-18614-0

Ⅰ.①名… Ⅱ.①彭…②王…③张… Ⅲ.①前列腺疾病-诊疗-问
题解答 Ⅳ.①R697-44

中国版本图书馆 CIP 数据核字(2017)第 316023 号

名医讲堂——前列腺疾病 300 问

主　　编:彭　波　王光春　张海民
出版发行:上海交通大学出版社　　　　　　　地　　址:上海市番禺路 951 号
邮政编码:200030　　　　　　　　　　　　　电　　话:021-64071208
出 版 人:谈　毅
印　　制:上海景条印刷有限公司　　　　　　经　　销:全国新华书店
开　　本:710mm×1000mm　1/16　　　　　　印　　张:12
字　　数:205 千字
版　　次:2018 年 3 月第 1 版　　　　　　　　印　　次:2018 年 3 月第 1 次印刷
书　　号:ISBN 978-7-313-18614-0/R　　　　ISBN:978-7-88941-171-4
定　　价:48.00 元

编委名单

主　　审　郑军华
主　　编　彭　波　王光春　张海民
主编助理　李　伟　顾闻宇

彭　波　同济大学附属第十人民医院　　泌尿外科
孙忠全　复旦大学附属华东医院　　　　泌尿外科
王光春　同济大学附属第十人民医院　　泌尿外科
黄建华　同济大学附属第十人民医院　　泌尿外科
张海民　同济大学附属第十人民医院　　泌尿外科
刘　敏　同济大学附属第十人民医院　　泌尿外科
王　芳　同济大学附属第十人民医院　　护理部
周婷婷　同济大学附属第十人民医院　　护理部
胡洋洋　同济大学附属第十人民医院　　泌尿外科
牛晓振　同济大学附属第十人民医院　　泌尿外科
黄天润　同济大学附属第十人民医院　　泌尿外科
李　伟　同济大学附属第十人民医院　　泌尿外科
顾闻宇　同济大学附属第十人民医院　　泌尿外科
刘永珍　同济大学附属第十人民医院　　泌尿外科
吴　蓉　同济大学附属第十人民医院　　泌尿外科
叶　林　同济大学附属第十人民医院　　泌尿外科
邹珠奇　同济大学附属第十人民医院　　泌尿外科
吴宗林　上海市普陀区人民医院　　　　泌尿外科
殷　雷　同济大学附属第十人民医院　　泌尿外科
樊东徕　同济大学附属第十人民医院　　泌尿外科

序　一

前列腺疾病几乎伴随着男性的一生。男性青壮年时易发生前列腺炎,发生前列腺炎的概率是50％,影响男性健康和家庭和谐。前列腺增生和前列腺癌是泌尿外科常见疾病,也是老年男性的常见疾病。随着人均寿命的延长,前列腺增生的发病率越来越高,并随着年龄增长而增加,60岁时患病率约50％,80岁时可达83％。前列腺癌是西方国家最常见的男性恶性肿瘤之一,其发病率占男性恶性肿瘤第1位。2009年,上海市的发病率为32.23/10万,居男性恶性肿瘤发病率第1位,这两种疾病严重影响老年男性的生活质量和健康状况。无论男性和女性都迫切需要了解前列腺疾病的知识。

彭波教授团队长期从事泌尿外科临床工作,尤其擅长前列腺疾病的诊治,对前列腺炎、前列腺增生和前列腺癌的预防、诊治有着丰富的经验,在长期的临床工作和与患者的交流沟通中,深刻地了解广大老年患者在诊治过程中所想、所需、所虑。针对广大患者所关注的问题和顾虑,彭波团队组织了一批专家,编写了一部针对广大男性的科普专著《名医讲堂——前列腺疾病300问》,必将极大地满足男性朋友对前列腺疾病知识的需求,给男性患者带来福音。

我详尽地阅读了《名医讲堂——前列腺疾病300问》初稿,该书是彭波团队20余年的临床诊治经验总结和心得,作者针对男性所关心和疑虑的问题,运用专业知识,结合最新的研究,通俗易懂地讲解前列腺炎、前列腺增生和前列腺癌的发生、发展及诊断、治疗和预防的知识。该书具有通俗性、易懂性、专业性和先进性。

由衷地祝贺《名医讲堂——前列腺疾病300问》出版,并热忱地向广大男性朋友推荐该书,也希望彭波团队再接再厉,为泌尿科作出更多贡献,为广大男性朋友带来更多的福音,为社会和谐、家庭美满作出贡献。

李　虹

四川大学常务副校长、中华泌尿外科分会副主任委员

序 二

前列腺疾病是困扰男性的常见疾病之一，从青年时期的前列腺炎症性疾病，到老年时期的前列腺增生及令人谈之色变的前列腺癌，都与前列腺有关。在现在网络高度发达的信息时代，信息量呈爆炸式增长，人们在享受便捷地获取信息的同时，也不可避免地需要面对如何迅速甄别、选择自己所需要信息的窘境。同样，如何从巨量的信息中获得科学、准确而又实用的前列腺疾病相关知识，也是一件非常困难的事情。许多患者都会遇到"同样的问题出现截然不同的答案、搜索资料越多自己就越不知道应该如何去做"的困惑。

为此，我院泌尿外科彭波教授带领其团队编撰了这一本科学实用、简便易懂的前列腺疾病科普书，以期更好地为病患提供科学实用的前列腺疾病相关知识和资讯，解决广大患者从海量信息中甄别前列腺疾病相关信息的难题，适应新时代患者对前列腺疾病相关知识日益增长的需求。

彭波教授二十余年来一直工作于临床一线，始终聚焦于前列腺疾病，不断推进前列腺疾病的诊治水平。十年磨一剑，彭波教授首次发现了前列腺炎症影响性功能的实验室证据，首创了悬挂式经尿道前列腺等离子剜除术，积极开展 3D 腹腔镜下前列腺癌根治术，在行业内获得了广泛的认可。与此同时，彭波教授还积极与新闻晨报、老年报、新民晚报等新闻媒体合作，组织了数十场不同层次、不同主题的前列腺疾病健康教育及科普活动，并逐步形成我院前列腺疾病科普教育品牌——维前沙龙。

纸上得来终觉浅，绝知此事要躬行。基于彭波教授丰富的临床工作和科普教育经验，我相信这必定是一本集科学性、实用性、便捷性于一体的科普书，一定能针对性地解决广大前列腺疾病患者对前列腺疾病相关病症的担忧，一定会满足广大男性朋友对前列腺疾病相关知识的需求。

同济大学附属第十人民医院院长

前　言

我国医疗资源十分紧缺、质量良莠不齐、地区差别极大,人口老龄化和生活方式的改变,我国就医人群呈现爆发式增长,供需失衡导致了我国目前就医难、就医体验差的现状。如何改变这一现状,通俗易懂、科学严谨的院前教育和科普宣传,可以极大地增加患者的专业知识,避免重复就医,提高医疗质量和效率,并节省医疗资源。同时,规范严谨的科普宣传,还能对虚假医药广告和诈骗起到抑制作用,具有重要的社会经济效益。

科普教育属于二级预防,二级预防的目标是对疾病的早期发现、早期诊断和早期治疗,以争取良好的疗效和预后。预防、医疗、康复和保健均是我国卫生医疗机构的重要职责,其中预防更是放在首位。因为,在预防领域投入1元,可以节省6元的疾病治疗费用,节省大量医疗费用支出,缓解我国医疗费用的快速增长。这也是我国两千多年前的《黄帝内经》中:"上医治未病,中医治欲病,下医治已病"的精髓所在。

前列腺炎、前列腺增生和前列腺癌均是男性常见疾病,患病人数巨大,危害极大,医疗费用惊人。因此,采用问答式将这三种疾病的病因、诱发因素、临床表现、症状、早期诊断、药物治疗、手术治疗、并发症、疗效、复查随访、功能康复、饮食禁忌等患者常见问题通俗易懂地准确回答,可方便缺乏医疗知识的普通百姓快捷、准确、科学地认识这三种重要疾病,从而及时就诊和科学治疗,获得最佳的治疗时机和疗效。

为了达到科学规范的科普效果,我们组织了一批临床经验丰富的专家,将患者对这三种疾病所想、所需、所虑的重要问题一一详尽阐述。我们相信,阅读本书不仅能让患者受益,也能让普通健康人群正确认识前列腺疾病,从而预防并远离疾病困扰。

目　录

第一章
概述

第二章
前列腺炎

第三章
前列腺增生

**第四章
前列腺癌**

第一章 概 述

1. 什么是前列腺

前列腺(见图1-1)是男性最大的附属腺体。因为它像卫兵一样排列在膀胱的前面,人们便给它起名为"前列腺"。前列腺的底部横径约 3.5 cm,纵径约 2.5 cm,前后径约 2.5 cm,平均重量约 20 g。

前列腺可以分泌一种称作前列腺液的略偏碱性的液体,前列腺液内含有一些很强的蛋白质分解酶和纤维蛋白分解酶,特别是其中有大量的透明质酸酶,有助于精子穿过子宫颈的黏液及卵子的透明带,这样就能促进精子和卵子的结合。前列腺液的另一种物质能使精液中的营养成分容易进入精子,并转化为能量,从而增强精子的活动能力。前列腺液略偏碱性,能缓冲阴道酸性分泌物。这将有助于精子在女性生殖道内的生存。前列腺还被认为是一个性敏感部位。对前列腺进行适当刺激时,可以引起性兴奋。

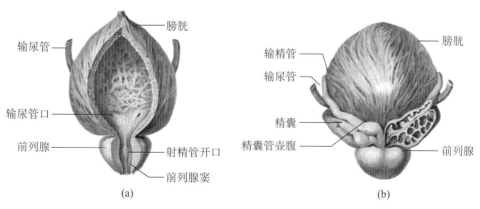

图 1-1 正常前列腺形态

2. 前列腺有什么功能

前列腺具有很重要的功能,主要表现在 4 个方面:

(1) 参与排尿的控制:排尿的控制主要由外括约肌参与,但前列腺、膀胱颈部也参与了部分功能,俗称第二道闸门。如行前列腺电切术、前列腺癌根治术,患者会出现暂时性的尿失禁,但经过训练后可以恢复良好的控制排尿功能。

(2) 与性功能有关:中医学认为的肾亏即是西医所讲的前列腺炎。当前列腺有病变时,会引发勃起障碍和早泄。

(3) 与生育有关:精液的大部分成分是前列腺液,前列腺液中的卵磷脂小体是精子发育的必要物质,如前列腺有病变,会导致弱精子症。

(4) 内分泌功能:前列腺是内分泌腺体,参与睾酮的转化等。

3. 前列腺的位置

前列腺位置很深,一般情况下,不易触及和看到。它位于盆腔内,肛门腹侧,尿道和膀胱之间,包绕着尿道,尖部和侧部紧邻盆壁。

4. 前列腺的正常大小

前列腺的外形似栗子,其近端宽大,称前列腺底,为前列腺最为宽大的部分,向上接膀胱颈;前列腺的下端称前列腺尖部,朝向前下方。尖部与底部之间为前列腺体部。前列腺体部前面隆凸,后面平坦,朝向后下方。沿前列腺后部正中线有一浅沟,称前列腺沟或中央沟。那么,正常的前列腺有多大呢?经过测量,正常的前列腺横径约 3.5 cm,纵径约 2.5 cm,前后径约 2.5 cm,中国人前列腺重量与西方国家的人相比较轻一些,平均重 15~20 g。

很多中老年男性患有前列腺增生症,即前列腺由于增生而体积变大,造成夜尿增多、排尿淋漓不尽、排尿困难、排尿延迟、排尿等待,甚至发生尿潴留,影响肾功能。

5. 前列腺有什么特点

前列腺有 3 个特点：

（1）藏得深。前列腺位置很深，一般情况下，不易触及和看到，它位于盆腔内，肛门腹侧，尿道和膀胱之间，包绕着尿道，尖部和侧部紧邻盆壁。

（2）形状奇怪，像板栗，中间有尿道、射精管、前列腺腺管穿过。

（3）年龄越大，体积越大。人体大多数器官随着年龄的增大会萎缩，但前列腺相反，随着年龄的增加而增大。

6. 为什么说前列腺是男人的生命腺

前列腺腺体虽小，功能不如甲状腺、肾上腺那样为众人所知，但前列腺与性功能、生育功能有关，对于男人来讲，极其重要。前列腺疾病已逐渐成为成年男性的常见病和多发病，发病率高居男性疾病首位。前列腺炎给患者带来生理上痛苦的同时，也给患者带来了巨大的心理压力。前列腺疾病不仅影响男性的正常生活和工作，而且很大程度地损伤了男性患者的自信和自尊。而不少男性将工作能力、自信和自尊认为是一个男人挑战世界的资本，所以将前列腺称为男人的"生命腺"绝不为过。

7. 前列腺疾病有哪些

前列腺疾病主要包括前列腺炎、良性前列腺增生、前列腺癌等，在泌尿外科的疾病中占有重要的地位，也是男性所特有的常见病症之一。前列腺疾病与年龄密切相关：年轻时，前列腺炎多见；中老年后，良性前列腺增生、前列腺癌多见。

前列腺炎是青壮年的常见病，症状复杂，久病不愈，患者十分痛苦，并且严重影响患者的性生活。

良性前列腺增生在我国中老年男性中的发病率很高，不但有排尿困难的各种症状,而且还会引起各种并发症,危害人体的健康。

前列腺癌在我国的发病率并没有西方国家高,但目前呈上升趋势。因发病的潜伏性很强,不易发现,影响了治疗的效果,威胁患者的生命。所以对前列腺疾病应该及早发现,及早治疗,不能讳疾忌医。只有早发现、早治疗才能减少并发症,提高治愈率。

第二章　前列腺炎

8.　前列腺炎的分类

传统分类方法将前列腺炎划分为急性细菌性前列腺炎、慢性细菌性前列腺炎、非细菌性前列腺炎和前列腺痛 4 个类型。

（1）根据患者的发病过程和临床表现，可将前列腺炎分为急性前列腺炎与慢性前列腺炎。

（2）根据病原学的不同，可分为细菌性前列腺炎、非细菌性前列腺炎、淋菌性前列腺炎、真菌性前列腺炎和滴虫性前列腺炎等。

（3）根据前列腺的病理变化，可分为特异性前列腺炎与非特异性前列腺炎。

随着前列腺炎综合征这一概念的提出，拓宽了前列腺炎的研究范围。前列腺炎综合征是指具有与前列腺异常相关的症状和临床表现的一类疾病，诸如细菌性前列腺炎、非细菌性前列腺炎、前列腺痛以及多种非前列腺疾病，如膀胱颈部病变、间质性膀胱炎、精囊疾病、尿道疾病等，新的前列腺炎分类方法如下。

Ⅰ型：急性细菌性前列腺炎。由急性细菌感染引起，起病急，病情重，有全身症状，前列腺液检查有大量的白细胞、脓细胞，细菌培养示阳性。

Ⅱ型：慢性细菌性前列腺炎。由慢性细菌感染引起，85％由大肠杆菌引起，病程长，易反复发作，前列腺液检查阳性，细菌培养阳性。

Ⅲ型：慢性非细菌性前列腺炎（慢性盆腔疼痛综合征）。指盆腔区域的疼痛或不适（至少 3 个月），伴随各种排尿和性生活方面的症状。进一步分为 A 型和 B 型。

ⅢA 型：炎症性的慢性盆腔疼痛综合征。可能与支原体、衣原体感染有关，病程较长，治疗有一定难度，前列腺液检查阳性，细菌培养阴性。

ⅢB 型：非炎症性的慢性盆腔疼痛综合征或前列腺痛。病因不明，患者有自觉症状,前列腺液检查阴性,细菌培养阴性。

Ⅳ型:无症状的慢性前列腺炎。患者无明显自觉症状,往往在体检时才发现,前列腺液检查阴性,细菌培养阴性。

表 2-1 前列腺炎传统分类和新的分类比较

传 统 分 类	新 的 分 类	主 要 特 征
急性细菌性前列腺炎	Ⅰ型	前列腺急性感染
慢性细菌性前列腺炎	Ⅱ	前列腺慢性感染
	Ⅲ慢性盆腔疼痛综合征(CPPS)	泌尿生殖系统慢性疼痛,细菌培养阴性
非细菌性前列腺炎	ⅢA 炎性慢性盆腔疼痛综合征	前列腺按摩液及按摩后尿液白细胞明显增高
前列腺痛	ⅢA 炎性慢性盆腔疼痛综合征	前列腺按摩液及按摩后尿液白细胞无明显增高
	Ⅳ无症状前列腺炎	前列腺按摩液、按摩后尿液及前列腺组白细胞增高

9. 慢性盆腔疼痛综合征的临床表现

慢性盆腔疼痛综合征的临床表现如下:

(1) 疼痛:表现为会阴部、耻骨联合上、睾丸、腹股沟或者下腰部疼痛。

(2) 排尿症状:可以有尿频、尿痛、尿急、尿流变细、尿流无力。

(3) 性功能障碍:主要表现为勃起功能障碍,或者射精痛。

(4) 对生活质量的影响:可以出现压抑、焦虑及社交障碍,从而影响生活质量。

上述症状持续时间超过 3 个月即可诊断为慢性盆腔疼痛综合征。

10. 前列腺炎的发病情况

前列腺疾病一直是泌尿外科的主要病种。根据数据统计,我国泌尿外科门诊中,前列腺炎患者约占门诊患者总数的 33%。从另外一些病理检测或者猝死人群的尸检报告看,前列腺炎发病率在24%～97%。国外的一些材料也显示了相近的流行病学资料,意大利有接近19%的患者因反复出现前列腺炎临床症状而就诊。在美国每年大约有200万前列腺炎患者,发病率在5%～8%。

综合国外的一些研究,大约有近半数的男性在其一生中的某个时候会受到前列腺炎的影响。

11. 前列腺炎的危害

前列腺炎主要有以下危害。

(1)性功能障碍。前列腺疾病会导致性兴奋神经受损,出现阳痿、早泄等症状,直至功能完全丧失。

(2)导致慢性肾炎,甚至会发展为尿毒症。前列腺炎如不及时治疗,可导致前列腺增生,加之膀胱黏膜防御机制受损,故极易导致尿路感染如肾盂肾炎等,严重情况下会发展为尿毒症。

(3)影响生育,可导致不育。长期的慢性炎症,使前列腺液分泌功能、成分、精子活力发生变化,可以导致男性不育。

(4)导致内分泌失调。前列腺能分泌多种活性物质。由于前列腺发生炎症,内分泌失调可引起神经衰弱,以致精神发生异常。

(5)诱发癌变。前列腺疾病会引起前列腺液抗菌能力降低,增加病菌感染机会,长期炎症或增生极易诱发前列腺癌变。

(6)传染配偶引起妇科炎症。前列腺炎可以传染给配偶,特别是一些特殊病菌感染,如霉菌性前列腺炎、滴虫性前列腺炎、性前列腺炎、菌性(衣原体、支原体)前列腺炎等。

12. 前列腺炎与勃起功能障碍

前列腺炎是泌尿外科的常见疾病,其病程长,症状反复,药物疗效差,是困扰医务人员和患者的一大难题。除了有会阴部疼痛等症状外,通常还会伴有各种性功能障碍,其中勃起功能障碍尤为突出。目前,前列腺炎患者勃起功能障碍的发病机制仍旧不明确,认为是由多病因、多机制共同作用所致。随着对前列腺内皮细胞功能研究的不断深入,血前列腺屏障等新概念的提出,有理由认为内皮细胞在慢性前列腺炎患者勃起功能障碍疾病进展中扮演了重要角色。目前,针对慢性前列腺炎患者勃起功能障碍的治疗还在研究中,如西地那非等药物证实了在恢复内皮细胞功能,缓解前列腺炎症状,改善勃起功能障碍方面都有疗效。

13. 前列腺炎与早泄

有研究发现,慢性前列腺炎与性功能障碍有一定相关性。慢性前列腺炎患者性功能障碍发病率为 49.0%,其中早泄占 26.4%。慢性前列腺炎带来的生活质量不良反应成为影响性功能的关键因素,中度的早泄患者慢性前列腺炎发病率较高。长期的慢性炎症刺激可能会引起感觉神经、交感神经的紧张兴奋,感觉神经兴奋导致敏感度增加、性刺激更快传到大脑中枢,因此更快达到射精阈值而发生早泄;而交感神经的兴奋可以导致输精管、精囊、射精管、尿道海绵体肌、球海绵体肌等参与射精的组织器官蠕动收缩增强,从而出现射精快。在临床上,很多早泄患者除了述说时间短以外,还常描叙有腰骶部、小腹、会阴、阴茎、睾丸等部位的疼痛或排尿不适等,可见早泄伴有前列腺炎是很常见的现象。

14. 前列腺炎与性欲

急性前列腺炎时,由于高热等全身症状,以及由于会阴部位的疼痛不适和肿胀,引起排尿不畅,因此,性功能会受到抑制,也会暂时性出现性欲低下或者暂时性阳痿(勃起困难)。

慢性前列腺炎时,多数患者性功能不受影响。但是此病常伴有神经衰弱的表现。因此,不少患者心理上十分焦虑不安,生怕得了此病影响性功能,这样反而真的会引起性功能障碍。但是,的确有一些慢性前列腺炎患者,会出现性功能减退现象,表现为阳痿、早泄、射精疼痛、频繁遗精,甚至血精。

再者,一些慢性前列腺炎,其病因是因为性生活不当或过分沉湎于性问题引起的,包括长期手淫、性欲旺盛、性交中断,或思想上过分集中于性问题上,性冲动频繁发生,引起前列腺反复过度充血的缘故。

发生了急性前列腺炎,如果再行性生活,一方面是勉强进行,性生活质量必然很差,另一方面因为会引起性交疼痛,同时会加重病情。

15.　急性细菌性前列腺炎的临床表现

急性细菌性前列腺炎起病急,其临床表现因人而异,但是一般会出现以下症状。

(1)排尿不适症状:突发性尿频、尿急、尿痛,可能有排尿困难,严重时导致尿潴留。

(2)前列腺局部症状:以疼痛为主,大多表现为会阴部、耻骨联合处周围坠痛感,且一旦有脓肿形成,疼痛会加剧,还可能放射到男性生殖器、睾丸、大腿及腰背部。

(3)全身中毒症状:恶心呕吐,寒战高热,严重时会有不间断高热,神志不清,血压下降,并出现中毒性休克。

(4)直肠激惹症状:前列腺感染可以直接激发直肠,故而引起大便疼痛,便意明显,大便困难,以及大便时尿道内流出脓液等。

16.　什么是前列腺结石

前列腺结石极为常见,在30岁左右就可能出现,50岁时大多数人均有前列腺结石,而且前列腺结石的患病率随着年龄的增加而增加。前列腺液在前列腺导管内的浓缩,而后磷酸钙及碳酸钙在其内的沉积就逐渐形成前列腺结石。前列腺结石好发部位为前列腺外周带的后侧及后外侧,大小 1～5 mm 不等。前列腺结石大多数人终生没有症状,不需要治疗。前列腺结石与慢性盆腔疼痛综合征及前列腺癌没有明显的相关性。经直肠前列腺超声检查可以发现大多数前列腺结石。与超声相比 CT 扫描更容易发现前列腺结石,图 2－1

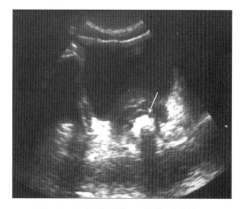

图 2－1　超声图像下的前列腺结石

为超声图像下的前列腺结石。

17. 前列腺炎的病因

（1）前列腺充血：是前列腺炎的重要致病因素之一，由各种不同原因引起的充血特别是被动充血。

（2）各种病原微生物感染，如细菌、真菌、病毒、原虫等都是前列腺炎的病原体。其中最常见的是细菌，如淋球菌、非淋球菌等。临床细菌性前列腺炎 90% 以上由于微生物感染所致。

（3）尿液刺激：尿液中含有多种酸碱性化学物质，当各种病因引起后尿道压力过高、前列腺管开口处损伤时，就会造成尿液中各种刺激性化学物质反流进入前列腺内，诱发慢性前列腺炎。

（4）精神心理因素：临床研究发现，50% 的慢性非细菌性前列腺炎患者有焦虑、抑郁、恐惧、悲观等过度紧张的症状。而伴有疼痛及神经衰弱的前列腺患者常过于夸大躯体的不适和疼痛，自觉症状往往大于实际病情。

（5）免疫性因素：研究表明，慢性前列腺炎与自身免疫因素有一定关系。患者往往是因免疫缺陷而产生抗前列腺抗体，导致前列腺组织损伤。

18. 如何诊断前列腺炎

前列腺炎的诊断主要根据完整的病史、全面的体检、尿常规、中段尿培养以及适当的影像学检查。

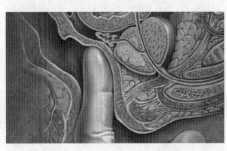

图 2-2　前列腺直肠指检

（1）直肠指诊：前列腺呈饱满、增大、质地柔软、有轻度压痛。患病时间较长的，前列腺会变小、变硬、质地不均匀，有小硬结（见图 2-2）。

（2）前列腺液检查：前列腺液中白细胞在显微镜高倍视野中超过 10 个，卵磷脂小体减少，可诊断为前列腺炎。如果同时做细菌培养，可以对慢性前列腺炎做出明确诊断和分类。如前列腺炎液细菌培养结果为阳性,则诊断慢性细菌性前列腺炎。反之,则为慢性非细菌性前列腺炎。

（3）B超检查：B超是检查前列腺的常用方法,有经直肠探测法和经耻骨上腹部探测法等方式,可对前列腺做出准确测量,具有简便、无创、无损伤、快速等优点。B超检查显示前列腺组织结构界限不清楚、紊乱,可提示前列腺炎。

（4）X线检查：X线检查可以检测前列腺有无钙化或结石影。CT检查对前列腺疾病的鉴别诊断更具有重要意义。

（5）前列腺穿刺活组织检查：前列腺穿刺活组织检查（见图2-3）对于明确前列腺肿块的性质、组织分型和细胞学特征有重要作用。

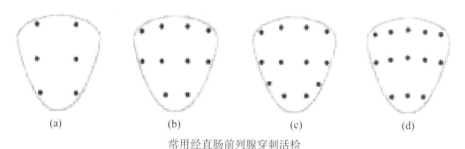

常用经直肠前列腺穿刺活检

(a) 6针穿刺活检；(b) 10针穿刺活检；(c) 12针穿刺活检；(d) 13针穿刺活检；

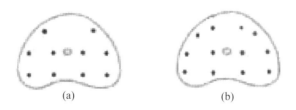

常用经会阴前列腺穿刺活检

图 2 - 3　前列腺穿刺

（6）下尿路尿流动力学检查：膀胱镜检查可直接观察后尿道、精阜及前列腺中叶及侧叶增生情况,对诊断前列腺疾病也十分重要。图2-4为尿流率检查装置。

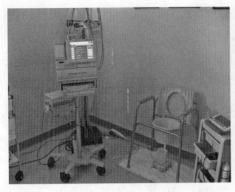
(a)

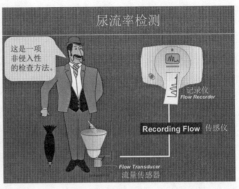
(b)

图 2-4 尿流率检查

19. 如何治疗前列腺炎

前列腺炎应采取综合治疗。

Ⅰ型：主要是广谱抗生素、对症治疗和支持治疗。伴尿潴留者应用耻骨上膀胱穿刺造瘘引流尿液，伴前列腺脓肿者可采取外科引流。

Ⅱ型：治疗以抗生素为主，选择敏感药物，治疗至少维持 4～6 周，其间应对患者进行阶段性的疗效评价。疗效不满意者可改用其他敏感抗生素。可选用 α 受体阻滞剂以改善排尿症状和疼痛。植物制剂、非类固醇消炎镇痛药和 M 受体阻滞剂等也能改善相关的症状。

ⅢA 型：可先口服抗生素 2～4 周，然后根据其疗效反馈决定是否继续抗生素治疗。推荐使用 α 受体阻滞剂改善排尿症状和疼痛，也可选择非甾体类抗炎镇痛药、植物制剂和 M 受体阻滞剂等。

ⅢB 型：可选择 α 受体阻滞剂、非甾体类抗炎镇痛药、植物制剂和 M 受体阻滞剂等治疗。

Ⅳ型：一般无须治疗。

20. 性生活与前列腺炎

性生活是男女生理的天然需求，正常融洽和谐的性生活是夫妻生活的重要组成部分。然而,过度的性生活则会对心理及身体产生许多不良后果,除了身心方面因素外,也容易引起或加重慢性前列腺炎。过度的性生活可造成前列腺的主动或被动充血,前列腺组织的反复功能性收缩可造成腺组织损伤并引发炎症,另外由于前列腺液大量排出,使前列腺液中微量元素锌的含量减少,可使前列腺局部防御能力下降,从而易导致慢性前列腺炎的发生。因此,为了避免前列腺炎的发生,要注意性生活的适度。

21. 饮食与前列腺炎

合理并正确的饮食对前列腺炎的治疗有很大帮助,不合理的饮食同样会使病情造成反复。因此,对一些忌讳的饮食应特别注意。对于前列腺炎患者来讲:①忌辛辣食物。辛辣食物是引起慢性前列腺炎的原因之一,辛辣食物使前列腺反复充血,因此在慢性前列腺炎的预防中,要重视引起前列腺充血的因素,如辣椒、胡椒等刺激性食物。②忌酒精。人体在吸收酒精后,前列腺会很快充血,即使饮很少量的酒,也会立即诱发前列腺充血。因此,前列腺感染时,特别是急性感染期,应绝对禁酒。③注意与药物相克的食物。服用四环素、土霉素、多西霉素(强力霉素)等抗生素治疗前列腺炎时,尽量避免某些能够与药物相结合,降低治疗效果的食物,如奶酪、黄豆、荠菜等食物。④忌发物:某些常见的发物,如狗肉、羊肉、雀肉等,容易刺激机体,使已经病变的前列腺充血、水肿而压迫尿道导致小便不通畅。⑤适量饮茶。因茶所含咖啡碱有兴奋神经的作用,喝浓茶会加重前列腺炎病情。

22. 运动与前列腺炎

运动能够改善血液循环,使全身包括前列腺局部血液循环加快,对消灭前列腺内部的细菌或促进炎症的消散均有益处。适当运动同时能促进前列腺液分泌增多,可将细菌毒素冲淡,亦可通过排尿或遗精将细菌排出体外,有助于机体的康复。体育运动加快血液循环,故能帮助药物迅速到达前列腺体内,增加药物的治疗作用。同时,运动可以消除因前列腺炎引起的各种表现,如腰酸、下腹疼痛和神经衰弱的各种症状。

前列腺患者运动方式的选择有一定讲究,禁忌会使尿道和前列腺直接受到压迫的运动方式,如骑自行车、摩托车、骑马、赛车等骑跨运动。推荐慢跑、快走和游泳。游泳可以促进前列腺局部血液和淋巴循环,有助于前列腺炎症的消退。然而需要注意的是,游泳时水温宜在 25～30℃为宜。过低的水温会刺激腺体收缩和充血,进一步加重前列腺炎疾病进展。

23. 如何选用抗生素

原则上,无症状性前列腺炎可不用治疗,除非影响生育。从理论上讲,抗生素只对急性细菌性前列腺炎和慢性细菌性前列腺炎有效。滥用抗生素易导致细菌的耐药性。在用抗生素时,应选择脂溶性、容易穿透前列腺屏障与血浆蛋白结合率低的抗生素。可选择喹诺酮类药如诺氟沙星、左旋氧氟沙星、司帕沙星等;四环素类药如四环素、美满霉素;磺胺类药如复方磺胺甲噁唑等。初期治疗中,应及时选用足量、高效的广谱抗菌药物,以控制病情发展。目前多用头孢类抗生素。如对头孢类过敏患者,可用磺胺甲噁唑(SMZ)与磺胺增效剂(TMP)的复合片剂。对抗生素药敏感,症状好转者,可继续用 4～6 周,以防转变为慢性。急性细菌性前列腺炎预后较好,大部分患者能完全愈合,但也有少数患者转为慢性。慢性细菌性前列腺炎,可根据细菌培养和药物敏感试验等,选择敏感抗生素治疗。

24. "热淋清颗粒"疗效如何

"热淋清颗粒"是由头花蓼药材精制而成的颗粒剂,目前广泛应用于治疗泌尿系统疾病,具有清热解毒、通淋利尿的功效,主要用于下焦湿热症所致的热淋,症见尿频、尿急、尿痛、尿路感染,以及肾盂肾炎见上述证候者。慢性前列腺炎发病机制目前不明确,在中医学中属于"精浊""淋证""白浊"等范畴,研究证实,清热利湿类中药能控制炎性病灶,促进炎性物质的排除。目前,循证医学研究表明,热淋清颗粒在治疗慢性前列腺炎患者的临床症状有效性研究显示均无明显异质性,试验组疗效明显优于对照组,敏感性分析显示结果较稳定。因此,热淋清颗粒对慢性前列腺炎有一定的疗效,可以用于治疗慢性前列腺炎,目前越来越获得临床认可。

25. "银花泌炎灵片"如何应用

"银花泌炎灵片"属于道地取材纯天然植物的大复方中成药,有清热解毒、利湿通淋功能,该药是以"清热解毒之冠"而著称的道地药材金银花为君药配伍,其他药材包括半枝莲、瞿麦、石韦、川木通、车前子、淡竹叶、桑寄生、灯芯草等协同作用,对泌尿系统感染有较好的疗效。研究表明金银花富含天然氯原酸,具有消炎退热作用,并可激活巨噬细胞的吞噬作用,对泌尿系统常见感染具有较好的疗效。该药可以明显抑制由大肠杆菌、变形杆菌、金黄色葡萄杆菌 6 株菌所致的小鼠体内感染,降低 48 小时小鼠死亡率;体外药敏实验证实本品对大肠杆菌、变形杆菌、铜绿假单胞菌(绿脓杆菌)具明显抑制作用。本品可降低尿道感染大鼠尿中白细胞及细菌数量,同时可增加 10 小时尿量。动物实验表明本品还具有抗炎和增加巨噬细胞吞噬能力的作用。广西中医药大学纳入了 100 例慢性前列腺炎患者,病例均符合美国国立卫生院(NIH)制定的慢性前列腺炎的诊断标准,病例根据中医症候诊断标准辨证,符合湿热下注型。100 例患者按就诊先后进行分型,并随机分成观察组及对照组,观察组接受口服银花泌炎灵片,3 次/天,每次 3 片,对照组口服前列平胶囊,3 次/天,每次 5 粒。结果发现银花泌炎灵显著疗效优于对照组,总有效率差异有统计学意义,具有较好的治疗慢性前列腺炎的疗效。目前推荐使用于以下疾病,包括慢性前列腺炎,急性肾盂肾炎,急性膀胱炎,下焦湿热证,症见发热恶寒、尿频急、尿道刺痛或尿血、腰痛等。推荐口服,一次 4 片,一日 4 次。2 周为一个疗程。可连服 3 个疗程,或遵医嘱。

26. "泌淋清胶囊"如何服用

"泌淋清胶囊"依据苗医独特理论与传统中医清热解毒、利尿通淋,凉血止血理论成方,其主要成分:搜档索(四季红)、豆嘎里访(黄柏)、咖嘎吉给(仙鹤草)、仰嘎鸡(白茅根)、窝脚秋(酢酱草)、窝里八降(车前草)等苗族习用药组成。方中黄柏有清热解毒、清热燥湿功效,主要用于治疗湿热痢疾、梦遗、淋浊、泄泻、黄疸、带下等。仙鹤草属于多年生草本球根植物，全草入药，有清热解毒、消肿散疾的效用。白茅根有凉血、清热、利尿、治热病烦渴功效。因此，泌淋清胶囊在治疗湿热蕴结所致的小便不利，淋漓涩痛，尿血，急性非特异性尿路感染，及前列腺炎等疾病具有较好疗效。与其他所有药物一样，泌淋清胶囊在治疗疾病时，产生临床效果的时间因人而异。部分患者很快产生效果，而在其他患者身上则很晚出现效果，这与患者的疾病严重程度、身体对药物的敏感程度、自身抵抗力以及联合用药等很多因素有关。通常需要服药10～15天才会产生临床效果，效果强度亦与上述因素有关。目前推荐口服，一次3粒，一日3次，或遵医嘱。

27. "复方玄驹胶囊"应用于哪些方面

"复方玄驹胶囊"，其主要成分是黑蚂蚁、淫羊藿、枸杞子、蛇床子。黑蚂蚁具有消炎，抑菌、解痉、镇静、祛痛、抗惊厥、抗疲劳、祛湿、平喘、降血脂、降血糖、改善性功能、抑制肿瘤、护肝补肾、健脾养胃的功效；淫羊藿能促进造血功能，增加心脑血管血流量、免疫功能及骨代谢，具有补肾壮阳、抗衰老等功效；枸杞子有提高机体免疫力的作用，可以补气强精、滋补肝肾、抗衰老、暖身体、止消渴、抗肿瘤的功效；蛇床子温肾助阳，祛风，杀虫，燥湿，治男子阳痿。复方玄驹胶囊主要有温肾、壮阳、益精功效，用于肾阳虚型阳痿，症见阳痿不举，举而不坚，少腹阴器发凉，精冷滑泄，神疲乏力，腰膝酸软，性欲低下，以及功能性阳痿见于上述症状者。

中医学认为，肾虚分肾阴虚和肾阳虚，不同的症状需要做不同的诊治。长期积累成疾是肾虚的主要病因，因此，不可因急于求成而用大补之药进补，或者用成分不明的补肾壮阳药物，而应采用综合治疗的方式慢慢调理。人一生中的生、长、壮、老的不同生理状态，是由肾中精气的盛衰变化而呈现出来的。从幼年时的肾精逐渐充盛，到青壮年的进一步充盛、体壮实和筋骨强健，最后到老年时的肾精衰退，形体衰老，筋骨不灵活，齿摇发脱，而呈现出老态龙钟之象。肾气盛衰直接关系到人的生长发育，也关系着人的生殖能力。相对于中药来说西药在治疗肾亏、性功能障碍是治标不治本，相当于是饮鸩止渴。对于前列腺炎、肾阳虚型阳痿，症见阳痿不举，举而不坚，这种需要长久调理的病只会有所缓解，要想治根，必须还得中药调理，配合饮食作息等综合治疗。

28. 长期骑行或诱发慢性前列腺炎和慢性感染

前列腺位于膀胱的下方，盆底的上方，长期的骑行会导致前列腺受压，血运受到一定的影响，而且长期的骑行会造成前列腺组织和盆底的机械性损伤，所以可能会诱发或造成慢性前列腺炎症。

29. 前列腺炎为什么讲要三分治七分养

中医学关于慢性疾病的治疗，有一句俗语叫"三分治疗七分养"，强调了食疗保健在慢性疾病治疗中的作用。随着现代医疗科学的进展，"三分治疗七分养"的真正含义应该是以科学、规范、系统的治疗，化解慢性疾病的病根、铲除慢性疾病的病灶、解除慢性疾病的症状，剩下的小部分病灶和症状，再通过食疗保健予以解除。慢性疾病的病灶形成、症状的出现，通常都是基于病根的积累。这一特点，决定了慢性疾病的治疗，应当是以病根的化解来实现病灶的铲除和症状的解除。只要实现了病根的化解，病灶的铲除，症状的解除，疾病自然治愈便成了顺理成章的事情。

社会逐渐变迁，现代社会中男人们也不得不安安静静蹲办公室了，身体也变得越来越娇贵。诸多职业人群，如司机、老师、白领等，虽明知久坐会造成前列腺问题，但是由于工作所迫，不得已而长期久坐或憋尿，导致膀胱局部压力增大和血流不畅，加重前列腺水肿，导致排尿障碍，甚至诱发急性尿潴留。此外，长期憋尿还会使尿道里的细菌无法冲走，并由此大量繁殖，从而引起泌尿系统感染。因此，前列腺炎患者一定不能当"忍者"。规律的生活习惯，适当的锻炼，如打太极拳、散步等都能改善前列腺组织的血液循环、促进局部炎症吸收、增强机体免疫力。养成多喝水、多排尿的良好习惯，通过尿液经常冲洗尿道，有利于预防感染。避免久骑自行车，减少对前列腺的直接压迫。久坐不动也应避免，最好坐定后每小时起身活动放松一下，以减少前列腺充血的可能。前列腺炎患者要保持规律适度的性生活，促进前列腺液的引流，对于前列腺炎的康复是十分有益的。

30. 前列腺炎与前列腺增生

　　前列腺是男性最大的腺体,常见的疾病主要有三种,包括前列腺炎、前列腺增生和前列腺癌。前列腺炎是成年男性的常见疾病,而前列腺增生属于老年男性的常见疾病。这是两种常见并容易混淆的疾病。两者除了发病人群年龄不同,临床表现也有差异。前列腺炎主要是以排尿不适和会阴下腹部不适为主;前列腺增生以夜尿次数多和进行性排尿困难为主。辅助影像学检查两者都有前列腺体积增大,但是前列腺炎增大程度一般比前列腺增生要轻,病理上,前列腺炎是炎性水肿;而前列腺增生是前列腺细胞数量的增多。当增生的前列腺对膀胱出口部造成明显梗阻后,膀胱逼尿肌不能将尿液完全排空而出现残余尿,此时的膀胱已经处于失代偿状态。残余尿是细菌感染繁殖的重要原因,加之膀胱黏膜的防御机制受到损害,故极其容易诱发尿路感染,因此也容易造成前列腺感染。感染源可以来自尿道内的细菌上行感染,也可以来自经淋巴、血液以及直接播散的全身其他部分感染的病原体。所以,前列腺炎与前列腺增生完全可以同时存在。治疗后前列腺炎的体积可以缩小;而前列腺增生药物治疗后体积一般不会恢复到原来状态。前列腺炎的治疗不需要手术,而前列腺增生治疗可以观察等待,可以药物治疗,如果药物治疗无效也可以手术切除前列腺。目前,前列腺增生手术治疗的“金标准”是经尿道前列腺切除术。

31. 前列腺炎与前列腺癌

　　有些人担心慢性前列腺炎会转变成前列腺癌,其实大可不必。因为它们是两种完全不同的疾病。前列腺癌的病因目前尚不十分清楚。但人们发现,人和动物被阉割后前列腺就会萎缩,则不会发生前列腺癌,故认为前列腺癌的发生与发展有明显的雄激素依赖性。

　　前列腺炎是多种复杂原因和诱因引起的前列腺的炎症、免疫、神经内分泌参与的错综的病理变化,导致以尿道刺激症状和慢性盆腔疼痛为主要临床表现的疾病。前列腺癌就是发生于男性前列腺组织中的恶性肿瘤,是前列腺腺泡细胞异常无序生长的结果。前列腺癌的发生与年龄、家族史,人种以及前列腺内出现细胞异常的病理改变(患有前列腺高级别上皮内瘤变的男性,其前列腺癌的发生率明显升高。高级别上皮内瘤变是一种癌前病变)密切相关。

流行病学研究也认为发生前列腺癌的先决条件是男性、年龄增加和雄激素刺激三要素。另外,也有人认为前列腺癌与人种、遗传、生活环境、前列腺增生、前列腺慢性炎症的长期刺激有一定的关系。但流行病学的研究,又很难重复表明慢性前列腺炎与前列腺癌的发生有必然联系。

根据临床上慢性前列腺炎具有青壮年发病率高、不影响睾丸分泌雄激素的功能及激素代谢的特点,目前认为慢性前列腺炎不会导致前列腺癌。至少可以说,慢性前列腺炎近期一定不会直接引起前列腺癌。至于年轻时患过慢性前列腺炎,年老后前列腺癌的发病率就会比正常人高的说法,目前尚无确凿据,有待进一步的研究。

32. 血精与前列腺炎

造成血精的原因很多,最常见的有以下几种情况:①肿瘤或外伤:精囊癌、前列腺癌、精阜乳头状瘤、良性前列腺肥大或外伤等,均可导致生殖道毛细血管破裂出血,使血液混入精液而出现血精;②精囊及前列腺疾病:如精囊及前列腺的炎症、结核、血吸虫、损伤等;③其他:精索静脉曲张,会阴部长期反复压迫、精阜旁后尿道上皮下静脉扩张破裂、肝硬化伴门静脉压增高引起痔静脉丛通过侧支的前列腺静脉丛压力也随之增高等亦可引起血精;④过度的性生活,剧烈的阴茎摩擦,也可引起生殖道毛细血管损伤而出现血精。而前列腺之所以会引起血精现象,是因为患了前列腺炎后,制造前列腺液的腺体组织及排泄前列腺液的管道都广泛充血,严重时,血液从毛细血管中渗出,进入前列腺液内,从而造成血精。因此,前列腺炎确实会引起血精,这不代表所有的血精都是前列腺炎引起的,患有前列腺炎要及时治疗,避免疾病拖延,延误治疗。同时,当出现血精现象时,需要明确诊断病因,才能做到药到病除。

33. 前列腺液培养有意义吗

前列腺液培养是诊断慢性细菌性前列腺炎的最可靠的方法,通过药物敏感试验选择有效抗生素，可以提高临床治疗效果。需要检查的人群为细菌性前列腺炎患者。对尿道外口有损伤的患者，不宜用直接法采集前列腺液。

前列腺液采集方法大致有直接法和间接法两种。直接法：导管置入后尿道，按摩前列腺，直接收集前列腺液做细菌培养。间接法：采用经尿道前列腺活体标本检查同时做细菌培养和组织学，是有创伤性的检查方法。

临床上较为实用、简便的方法是定位法。即分三步留取尿液，各段取 10 ml，分别以 VBl、VB2、VB3 表示。VB1 为前列腺按摩前尿液，VB2 为膀胱尿液，VB3 为前列腺按摩后尿液，用前列腺定位细菌培养用的尿液，同时取挤出的前列腺分泌液（EPS）做细菌培养。如 VB3 细菌培养菌落数高于 VB1 10 倍以上，表明存在细菌性前列腺炎。此定位法优点在于简便易行，并可同时获得尿道、膀胱尿液细菌培养标本。

前列腺液培养的禁忌情况有：①前列腺液采集前 1 周有性生活史；②采集前列腺液前应停用抗生素，防止抗生素抑制标本中的细菌等微生物在培养基内的生长繁殖，造成假阴性结果，使某些病原体漏诊。一般都应当停药 3 天后，再进行尿液、前列腺液等标本的采集，以及病原体的常规检查、分离培养。当然，在某些特殊情况下，例如急性前列腺炎或由于其他某些特殊原因不能等待时，也可不必顾及这一点。

采集前列腺液的注意事项：①包皮过长可致假阳性。由于在正常男性尿道或前列腺炎患者的尿道口、尿道黏膜以及阴茎皮肤上，常存在有多种细菌或其他微生物，因此采集的前列腺液等标本，常可受到这些存在于外生殖器表面的微生物污染。这些污染标本的微生物，可使本来无菌的前列腺液等标本造成有菌的假阳性结果；②采集前列腺液标本之前应仔细清洗外生殖器，避免污染造成假阳性结果；③急性细菌性前列腺炎禁忌行前列腺按摩。

34. 前列腺炎要治疗多长时间

治疗前列腺炎要多长时间。这是患有前列腺炎男性所关心的问题，很多患者在工作中投入太多，甚至连治病的时间都要推迟，那么，男性治疗前列腺炎要多长时间呢？

由于患者的体质不同，病情不同，因此症状表现也是不一样的，所以治疗时间的长短也是有差异的。一般情况前列腺炎的治疗时间主要受以下因素的影响。

（1）需要找准病因，对症治疗。前列腺炎是一种慢性疾病，对于病因尚不清楚的患者，盲目就诊，很难做到有针对性的治疗，所以一定要找准病因，对症治疗。前列腺炎划分为急性细菌性前列腺炎、慢性细菌性前列腺炎、非细菌性前列腺炎和前列腺痛4个类型，针对不同的病因，治疗方案不同。

（2）治疗后的护理很重要。前列腺炎的反复发作受着多种因素的影响，如饮食习惯、作息时间、烟酒辛辣刺激性食物等都可影响前列腺炎的疗效，从而影响前列腺炎的治疗、康复时间。规律的生活习惯和适当地锻炼，如打太极拳、散步等都能改善前列腺组织的血液循环、促进局部炎症吸收、增强机体免疫力。养成多喝水、多排尿的良好习惯，通过尿液经常冲洗尿道，有利于预防感染。避免久骑自行车，以减少对前列腺的直接压迫。久坐不动也应避免，最好每小时起身活动放松一下，减少前列腺充血的可能。前列腺炎患者要保持规律适度的性生活，促进前列腺液的引流，对于前列腺炎的康复十分有益。

（3）中医学在前列腺炎治疗中具有重要作用。在中医学看来前列腺炎是下焦湿热所引起，治疗上相应的要给予清热利湿治疗。而疼痛感，中医学认为通则不痛，痛则不通，主要在于气滞血瘀，治疗则需采用活血化瘀。热淋清颗粒、银花泌炎灵具有清热解毒、通淋利尿的功效，主要用于下焦湿热症所致的热淋，症见尿频、尿急、尿痛、尿路感染、肾盂肾炎见上述证候者。上述两种中药在前列腺炎治疗中具有显著效果。

35. 细菌性前列腺炎与非细菌性前列腺炎治疗上有何不同

细菌性前列腺炎包括急性细菌性前列腺炎和慢性细菌性前列腺炎。急性细菌性前列腺发病急，根据病史、体检（直肠指检前列腺体积增大，伴有明显触痛及压痛）、尿常规及尿培养一般可以确诊。主要使用敏感抗生素治疗至症状消失、尿常规正常、尿培养阴性后继续治疗4～6周。慢性细菌性前列腺患者常有反复发作的尿路感染史，前列腺按摩液白细胞增高且细菌培养阳性，按摩后尿培养也阳性就可以确诊。慢性前列腺炎需要抗生素治疗6～12周。

非细菌前列腺炎主要指Ⅲ型前列腺炎。对于ⅢA型的初次就诊者，首先使用抗生素及α受体阻滞剂治疗6～12周，可以同时使用植物制剂或物理治疗等。对于ⅢB型的初次就诊者则首先使用α受体阻滞剂治疗治疗12周，当然也可以同时使用植物制剂及物理治疗。

36. 前列腺炎会复发吗

前列腺炎这种疾病缺乏有效的治疗手段,治愈后复发率较高,等到复发的时候病情会通常比上一次更加严重,治疗难度更大。那么前列腺炎为什么极其容易复发呢? 主要原因有: ①前列腺的解剖位置较深,位于盆腔深部,发病缓慢,其排泄口与尿道、射精管、输精管相通,易受其他部位感染的影响;②前列腺体周围有结缔组织和平滑肌构成的被膜,并深入腺体内将腺体隔开,形成"血前列腺屏障"使药物难以穿透该层被膜达到前列腺体内;③治疗方法不当: 很多慢性前列腺炎患者不能坚持治疗,中途自作主张中断治疗,还有一部分患者滥用一些激素类药物、抗生素等药物;④不规律的生活习惯,如酗酒、吸烟、大量食用辛辣刺激性的食物,或者是长时间骑行自行车,久坐等。⑤相信一些江湖游医的虚假宣传,到了最后不能完全治愈疾病,还落下了病根,大大增加治疗的难度。综上,明白了前列腺炎容易复发的主要原因,是由于前列器官的解剖特点和一些人为因素造成的。前列腺炎患者治愈以后要想不复发还是有可能的,治愈后还是得养成好的习惯,如按时休息、饮食吃得清淡一点。即使复发了,也要进行正规治疗,不要盲目相信一些江湖游医的虚假宣传。

37. 前列腺注射治疗效果如何

慢性前列腺炎会导致腺体纤维化,使血液中的药物向炎症腺体组织的扩散受到影响。因此,部分临床研究开展了经会阴穿刺向前列腺内直接注射抗生素的治疗方法,认为将药物直接注射入前列腺内,可以克服上述问题,使药物在前列腺内达到有效的治疗浓度,从而提高慢性前列腺炎的治疗效果。然而,前列腺腺穿刺注射治疗是一种有创治疗,存在以下难以解决的问题: ①由于会阴有复杂的神经、血管和肌肉组织通过,通过会阴进行穿刺治疗,很容易对这些神经和血管组织产生损害,产生血尿、血精,并可能造成会阴部永久性的疼痛和麻木不适感;②前列腺炎症的病原体不相同,不同的病原体对不同的抗生素敏感,目前难以做到针对不同病原体的抗感染治疗;③在进行药物注射时,由于解剖学上前列腺靠近直肠和肛门,在操作时很可能将细菌带入腺体造成急性感染,甚至形成脓肿;④反复穿刺极易造成出血,破坏腺体结构,加重局部的炎症和免疫反应,加速腺体的纤维化,给后续治疗带来不便。

综上,前列腺注射治疗费用昂贵,患者一旦接受这种疗法,就要进行数次甚至数十次穿刺治疗,不但蒙受经济上的损失,还要承受身体上的痛苦,而其治疗效果并不像预期的那么理想。因此,目前认为前列腺炎的治疗应该以缓解症状,改善生活质量为主要目标,主张综合治疗,而不是一味抗菌消炎。

38. 前列腺理疗效果如何

前列腺炎的病因非常复杂,多种多样。因此,前列腺炎的治疗需要采取综合性的治疗,包括药物治疗和理疗,即便是在前列腺炎的治疗过程中症状得到缓解或症状暂时消失,也不等于完全治愈了。只有理疗和药物相结合,双管齐下,才可加快前列腺的康复。目前常用的理疗方法有以下几种:①超声波疗法。利用超声波较强的穿透作用和杀菌能力,可以能改善局部血液和淋巴循环,加强局部新陈代谢,减轻局部酸中毒,缓解或消除疼痛。在慢性前列腺炎出现尿路刺激症状患者和前列腺液镜检白细胞较多的患者中具有较好疗效。治疗方法为在臀部和下腹部各放一块电极板,超短波通过电极板射向前列腺起治疗作用。②磁疗。应用磁场作用于机体达到治疗疾病的方法,增加局部血液循环,导致渗出物吸收和消散,起到消肿止痛作用。在各种类型的慢性前列腺炎中均具有较好疗效。治疗方法为用磁片贴敷法,每次贴敷 4～6 片,以橡皮膏外固定。③短波治疗。采用短波电流的方法,增强机体的免疫防御机制,提高免疫能力杀灭细菌。在急、慢性前列腺炎及前列腺镜检白细胞较多者中效果较好。同样可以采用超短波治疗,原理和短波相同,但其穿透组织的能力及杀灭微生物的效果比短波更强。④CO_2 激光对生物组织有光、热、压力和磁场等生物效应,可促使深层组织的血管扩张,增强网状内皮细胞吞噬作用。方法是患者取截石位,激光头对准会阴前列腺部治疗;⑤微波治疗。也是一种的高频电疗法,穿透力更强。微波对人体一般是无害的,但由于睾丸对微波很敏感,因此在治疗前列腺炎时,必须注意保护睾丸不受照射;⑥直流电药物离子导入法。其原理是一种物理治疗和药物治疗相结合的方法,利用直流电使药物离子经皮肤或黏膜弥散入前列腺组织,从而达到治疗前列腺炎的目的;⑦温水坐浴疗法:这是一种最简便易行的治疗方法。方法就是将温度在 42～45℃ 的水(手放入不感到烫),倒入坐浴盆内,每次坐浴20分钟左右,每天1~2次。在各种类型的慢性前列腺炎中均具有一定的疗效。

39. 慢性前列腺炎的诱因

前列腺炎是男性常见病,其中尤其以慢性前列腺炎发病较高。临床表现主要为①反复发作的下尿路感染症状,如排尿烧灼感,排尿困难、尿频、尿急、尿痛、会阴区坠胀不适;②骨盆区域疼痛,多见于会阴、阴茎、尿道、肛周部、耻骨等部位。目前研究发现诸多因素会诱发慢性前列腺炎,主要有如下几种:①烟酒过度,喜好辛辣食物。②长期从事久坐的职业。公司白领、司机等职业人员,长期保持坐姿,血液循环变慢,前列腺长期受压迫充血淤血,造成腺体阻塞、排泄不畅,从而成为诱发前列腺炎的因素之一。③不规律的性生活。过度的禁欲或过度频繁的性生活、经常性生活中断、过度手淫等均会造成前列腺充血,导致慢性前列腺炎的发生。④过度手淫。统计学研究发现,前列腺疾病患者中约有6.6%有手淫习惯历史,由于缺乏有规律的性生活,经常刺激尿道,会导致前列腺充血,导致慢性前列腺炎的发生。⑤各种病原微生物的感染,如细菌、原虫、真菌、病毒等。⑥生活不规律。工作时间不规律、休息不固定、睡眠不充足等,均会造成抵抗力下降,给前列腺疾病的发生提供了可乘之机;⑦免疫学因素。最新研究发现慢性前列腺炎与自身免疫因素相关。科学人员在关节炎患者的身上发现"抗前列腺抗体"的存在,因为先天或后天免疫缺陷而产生抗前列腺抗体而导致前列腺组织损伤。

40. 前列腺炎患者如何饮食调养

中医学关于治疗疾病有一句俗语,叫"三分治疗七分养",强调了食疗保健在疾病治疗中的作用。同样,前列腺炎患者在日常生活起居中一样要注意饮食调养,形成健康的生活习惯,才能治愈前列腺炎。

前列腺炎的饮食禁忌主要有:①禁忌过度抽烟喝酒,患者可能了解,吸烟能致阳痿,但是却不知道吸烟也能增加前列腺充血,从而加重急慢性前列腺炎的症状。饮酒能够扩张脏器血管,增加血液的灌注量,因此也能使前列腺的充血加重,导致治愈的前列腺炎复发。②禁忌食用狗、牛、羊肉及海鲜等,这些肉类食品多被认为是壮阳,增强活力的佳肴,而中医学认为前列腺炎是湿邪所致,吃上述肉类多能导致病情加重。③禁忌辛辣刺激性食品:如大葱、生蒜、辣椒、胡椒等,因上述食材能引起血管扩张和器官充血,导致前列腺炎迁延难愈。

前列腺炎适合的饮食主要有:①多食用韭菜,其能有效预防前列腺炎和前列腺增生,它是一种生长力旺盛的常见蔬菜。中医学认为其是治疗肾虚阳痿、遗精梦泄的并能辅助治疗前列腺炎的良药,同时在男性阴茎勃起障碍、早泄等疾病中有很好的疗效。②多食用蔬菜、水果:猕猴桃、甘蔗、西瓜、香瓜、葡萄、冬瓜、黄瓜等此类食物具有利尿通淋之功,能清热解毒,化湿利水,起到抑制炎症的作用。③干果、杂粮如葵花子、薏米、红豆、绿豆、南瓜子、核桃仁、芝麻等这些食物含有丰富的微量元素和大量 B 族维生素,并具清热、降火、杀虫、润肠等功用,能够杀灭细菌,通便逐滞,使前列腺腺管畅通,炎症消除,同时有良好的营养作用增强机体抵抗力。

41.　α 受体阻滞剂如何应用

α 受体阻滞剂是指可以选择性的与 α 肾上腺受体结合,在阻滞相应的神经递质及药物与 α 受体结合,从而产生抗肾上腺素作用。α 受体为传出神经系统的受体,共分为两个亚型:α_1、α_2。α_1 受体主要分布在血管平滑肌(如皮肤、黏膜血管及部分内脏血管),激动时引起血管收缩。α_2 受体主要分布在去甲肾上腺素能神经的突触前膜上,受体激动时可使去甲肾腺素释放减少,对其产生负反馈调节作用。尿道、膀胱颈部及前列腺存在在大量的 α_1 受体,因此通过 α 受体阻滞剂能松弛前列腺和膀胱等部位的平滑肌而改善下尿路症状和疼痛,因而成为治疗Ⅱ型或Ⅲ型前列腺炎的基本药物。可根据患者的个体差异选择不同的 α 受体阻滞剂,治疗中应注意该类药物导致的眩晕和直立性低血压等不良反应。α 受体阻滞剂可与抗生素合用治疗ⅢA 型前列腺炎,合用疗程应在 6 周以上。

42.　非甾体类抗炎镇痛药的应用

非甾体类抗炎药(nonsteroidal antiinflammatory drugs, NSAIDs)是一类不

含有甾体结构的抗炎药,具有抗炎、解热、镇痛的作用。相对于糖皮质激素而言,这类药物的化学结构中缺乏糖皮质激素所具有的甾环,这类药物包括阿司匹林、对乙酰氨基酚、吲哚美辛、萘普生、双氯芬酸、布洛芬、萘丁美酮、尼美舒利、塞来昔布等。在临床上广泛用于类风湿关节炎、骨关节炎、多种发热和各种疼痛症状的缓解。非甾体类抗炎药在治疗Ⅲ型前列腺炎相关症状中具有重要作用,其主要目的是缓解疼痛和不适。NSAIDs 产生中等程度的镇痛作用,镇痛作用部位主要在外周。对各种创伤引起的剧烈疼痛和内脏平滑肌绞痛无效。NSAIDs 的镇痛作用机制主要是:①抑制前列腺素的合成;②抑制淋巴细胞活性和活化的T 细胞的分化,减少对传入神经末梢的刺激;③直接作用于伤害性感受器,阻止致痛物质的形成和释放。NSAIDs 应用时候需要注意的不良反应包括:①胃肠道反应,包括上腹不适、隐痛、恶心、呕吐、饱胀、嗳气等消化症状;②肝功能损害,研究发现 10%的患者出现肝脏轻度受损的生化异常;③肾功能损伤,出现尿蛋白、管型,尿中可出现红、白细胞等情况;④血液系统异常,粒细胞减少、再生障碍性贫血、凝血障碍等;⑤神经系统症状,例头痛、头晕、耳鸣、耳聋等。

43. 慢性前列腺炎与心理因素的关系

慢性前列腺炎其病因复杂,病程迁延,复发率高,对男性的性功能和生育功能有一定影响,严重影响患者的生活质量和家庭幸福。疾病使得患者同时在肉体和精神方面遭受巨大折磨,部分患者心理负担,精神压力过重,易产生焦虑及恐惧心理,常伴有失眠多梦、头晕健忘、精力减退、注意力不集中等心理异常表现,严重情况下会有自杀倾向。目前,慢性前列腺炎的发病机制尚未完全明确,但研究发现慢性前列腺炎与心理因素有着密切的联系,表现出某种精神心理方面的问题,主要表现为不同程度的性欲下降、勃起功能障碍、射精障碍(早泄、不射精或逆向射精)和性快感障碍。研究表明,导致前列腺炎伴发性功能障碍除部分器质性因素外,心理因素在其中起重要作用。可能与以下原因有关:①各种媒体报道夸大了前列腺炎疾病对性功能的影响,致使患者背上沉重的精神包袱,对患者造成极大的心理压力;②因疼痛不适等症状引起患者焦虑、恐惧,对自己的性功能产生怀疑;③慢性前列腺炎伴性功能障碍患者多数属内向型性格,易受外界因素影响。因此,慢性前列腺炎患者的治疗需要适当的心理干预,配合药物治疗,可获得较好的疗效,明显优于单纯应用药物。

44. 抗抑郁药在治疗慢性前列腺炎中的应用

慢性前列腺炎/慢性盆底疼痛(Ⅲ型前列腺炎)病因不清楚,其主要类型为梗阻性和刺激性下尿路症状(LUTS)和综合征(CP/CPPS)。非细菌性感染、炎症、盆底松弛等被认为是Ⅲ型前列腺炎的病因。临床表现为会阴、耻骨上、下腹部、睾丸、射精后疼痛与不适。由于反复出现排尿和生殖器症状,可以扰乱患者的心理状态。有研究比较α受体阻滞剂和抗抑郁药联合治疗Ⅲ型前列腺炎的效果,实验纳入 48 例被诊断为Ⅲ型前列腺炎(CP/CPPS)的患者,均有会阴区域疼痛、尿频及紧张、焦虑等症状。病程 3 月~2 年不等,平均为 18 个月。均有抗生素治疗史,疗效不佳。采用α受体阻滞剂(多沙唑嗪控释片 4 mg/d 或坦索罗辛 2 mg/d 口服)、抗抑郁药(舍曲林 50 mg/d 或文拉法辛 75 mg/d 口服)联合疗法,3 个月为一个疗程。在治疗前、治疗后 4 周、8 周和 12 周对患者进行美国国立卫生研究院慢性前列腺炎症状指数(NIH - CPSI)评分并记录不良反应情况。结果发现显效 16 例,有效 25 例,无效 4 例,总有效率 91%(41/45)。2 例患者因药物不良反应退出治疗。结论证实了α受体阻滞剂和抗抑郁药联合治疗方案安全有效,可以明显缓解Ⅲ型前列腺炎患者的临床症状。

45. 前列腺炎症是否会在夫妻间传染

前列腺炎是一种普通的常见疾病,据统计 50%的男人在一生中都会患一次前列腺炎。目前,中国泌尿外科学会、欧洲泌尿外科学会和美国泌尿外科学会对前列腺炎最有效的 3 种治疗方法:抗生素治疗、α受体阻滞剂、非甾体类抗炎药。当患者得知自己患上疾病后都会产生焦虑,很多前列腺炎患者都想知道自己得的这种病是否会传染给妻子。部分医师在就诊时候会要求患者暂停性生活。其实规律性适度的性生活能帮前列腺引流,对炎症的恢复是有益处的。前列腺炎患者保持每周有 2~3 次性生活,对于前列腺炎的引流是有帮助的,对于患者恢复也是十分有益处的。部分患者刚开始会有一些疼痛、排尿不适等症状,不用担心,一般 6~8 次之后,症状就会越来越轻。前列腺从生理上来说就是参与精液的形成,与性功能、肾功能、性传播疾病关系不大,除部分细菌性前列腺炎在性生活过程中可能存在细菌传播，多数慢性非细菌性前列腺炎不会传染。

46. 前列腺炎患者超声波治疗前的注意事项

超声波治疗能改善前列腺炎患者局部淋巴循环，使组织酸碱度发生变化，pH向碱性改变，使局部酸中毒减轻加强局部新陈代谢，因此被认为在前列腺炎治疗中具有良好的效果。前列腺炎患者在进行超声波治疗时，尽可能配合治疗工作使疗效达到最好，注意事项如下：①患者采取俯卧位，不能随便移动体位，防止体位改变造成超声波探头位置改变，影响治疗效果。因此，在治疗前，患者应在医护人员的指导下进行体位练习，减轻治疗时因体位改变所造成的不适。②详细咨询自己疾病的状况，做到心中有数。保持乐观的态度，以最佳的心态接受治疗。③进行超声波治疗前都要排空直肠内的大便。④注意休息，不要长时间久坐或骑车，避免前列腺长时间受压。⑤清淡饮食，不吃辛辣刺激性食物，并戒烟戒酒。

47. 慢性前列腺炎做什么运动好

慢性前列腺炎的复发率较高，因此治疗后需要通过锻炼来慢慢改善。每天早上早起锻炼跑步、爬山、这些运动对患者有很大的帮助；不要抽烟喝酒，从饮食和生活改善，或者通过中医等各种保健方法来改善病症。方法一：爬山保健，上山时候身体前倾，下山时身体向后倾斜，有利于腰部、髋部、前列腺部的血液循环。没有条件的可以通过爬楼梯代替爬山，反复上下楼梯。方法二：散步保健法，不拘形式，可以缓缓步行，也可快速行走，各人根据体力情况进行。体质虚弱者不宜快速行走。散步时应该让全身放松，去掉一切杂念，做到心境平和，无忧无虑。方法三：气功保健法，气功是中国功夫精华之一，它既能健身又能预防疾病，按中医学经络学说"气在血之前，气行则血行"和"气滞则血瘀""通则不痛，痛则不通"的理论，以意引气，强身健体，祛病养精，是改善前列腺炎患者病症的有效方法。

48. 前列腺炎会引起血尿吗

血尿是泌尿外科和肾内科常见的临床症状之一。鉴别血尿来源的简便方法是辨别尿中红细胞的形态,来源于肾小球性的血尿,其红细胞的形态畸形很明显;来源于非肾小球性的血尿,其红细胞形态正常。泌尿外科主要造成血尿的原因有肾脏及尿路疾病,包括①炎症。很多泌尿系炎症可能会引起血尿,如急性、慢性的肾小球肾炎,急性、慢性的肾盂肾炎,尿道炎和膀胱炎,这些疾病造成血尿的可能性非常大。②结石。肾盂结石、输尿管结石、膀胱结石等在随尿液排泄过程中蠕动损伤尿路上皮、血管壁等,会造成血尿的形成。③肾损伤类药物刺激。部分患者在服用如磺胺、汞等,注射甘露醇和甘油等情况下会出现血尿。④泌尿系外伤。主要由于患者受到外部的暴力伤害导致肾、输尿管、膀胱和尿道所致。⑤先天性的疾病。如先天性肾小球基底膜薄,多囊肾等疾病会有血尿的临床症状。全身性疾病造成血尿的原因有:①出血性疾病。如血友病 A、血小板减少症等;②感染性疾患。如心内膜炎、丝虫、出血热病等;③结缔组织病。如硬皮病、皮肌炎等。通常情况下前列腺炎是不会引发血尿的,只有在前列腺炎并发其他炎症的情况下才会出现血尿,通常还伴有尿频、尿急和尿痛等现象。因此,对于血尿患者病因的诊断要结合病史、患者的年龄、血尿的色泽和程度来进行综合判断和分析,必须到正规医院做详细的检查,明确诊断以后,再选择合适的方法针对病因进行治疗。

49. 前列腺炎为什么会引起不育

前列腺炎是生活中男性的常见病和高发病。然而大部分患者没有意识到前列腺炎的严重性,其中,最严重的危害之一就是会导致男性不育。那么,前列腺炎为导致男性不育的原因是什么呢?①细菌和细菌毒素的直接和间接作用,感染的病原体直接对精子产生不良影响,还可以通过改变附属性腺功能、引起生殖免疫反应导致睾丸生精功能障碍;精液内病原体菌种和数量的不同,可以对精子产生不同的影响,包括精液量减少、精液黏稠度增加、精子形态异常、精子凝集、精子活力和密度降低等。②前列腺炎会导致前列腺液的成分改变和白细胞计数增多。前列腺的炎症可改变精液的性状,导致精液量的减少、pH 升高、液化时间延长以及黏稠度增加,精子密度降低、异常形态增加、活动能力下降、凝集增加。同时前列腺炎可以导致精液内白细胞增多,在不育症患者中有 40% 以上附属性腺感染的证据,精液内细菌生长必定影响精子的活力及精子的浓度。③前列腺炎患者的精液的酸碱度常会下降,使精液偏酸。当精液酸碱度下降至精子最低要求的 pH 值 6~6.5 时,精子便会夭折,不利于生殖过程的正常进行,从而影响生育能力。④炎症性的性腺异常。前列腺炎不育者的血清睾酮下降,促卵泡激素上升,这种内分泌紊乱影响了男子生育力。长期的精神压力和心理负担可导致患者下丘脑-垂体性腺轴的改变,造成内分泌激素的分泌紊乱,导致生殖细胞、精子的死亡增加,因而影响导致男性不育。

50. 患了前列腺炎需禁欲吗

很多患者得了前列腺炎后,对性生活采取了一种回避态度,部分医生不能科学和细致地介绍这方面的保养、康复知识,致使有些患者对性生活感到非常恐惧。在临床上很多患者遵"医嘱"而中止性生活。前列腺炎症的时候,前列腺腺体内存有相当数量的细菌等病原微生物及其产生的炎性物质。静脉滴注、口服药物治疗及微波等理疗手段将细菌杀死后,如不能及时将其排出体外,残余的有害物质会继续危害人体的健康,刺激机体继续产生各种症状。因此,只有把这些"炎性物质"等全部排出体外,产生新的前列腺液,前列腺炎最终才能逐渐康复。因此,定时、规律地排出前列腺液有益于炎症的消退。男性主观禁欲非但达不到抑制性冲动,缓解性兴奋,减少前列腺充血的目的,恰恰相反,由于前列腺液不能及时排出和释放,会加剧前列腺充血,导致前列腺炎久治不愈。因此,前列腺炎患者可视年纪大小、性欲强弱,一周至十天同房一次至两次为好,每次同房须控制好时间,不宜时间过长以避免前列腺过度充血。

第三章　前列腺增生

51. 什么是前列腺增生

前列腺增生又称前列腺肥大(见图3-1),是老年男性无法预防和多发的前列腺疾病。随着年龄的增长,前列腺增生发病率逐渐增高,其病理改变主要为前列腺组织及上皮增生。故称前列腺增生症。主要表现为尿频、尿急、进行性排尿困难、尿失禁、急性尿潴留甚至血尿等。由于长期排尿困难而依赖增加腹压排尿,还可以引起或加重痔疮、脱肛等。

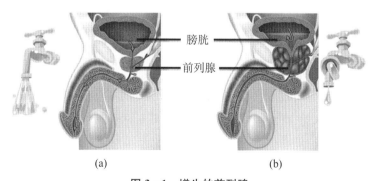

膀胱

前列腺

(a)　　　　　　　　　　(b)

图3-1　增生的前列腺

(a) 正常的前列腺;(b) 增生的前列腺

50岁以上的中老年男性,若反复或持续出现尿频、夜尿增多、排尿迟缓、尿线无力、尿线间断等症状,首先要考虑是前列腺增生症。前列腺增生是中老年男性高发病,很多患者都认为没有治疗的必要,其实,这是错误的。前列腺增生不仅会导致腰痛、尿频、血尿、痔疮、尿失禁、脱肛、便血、疝气,还会引起尿潴留、肾积水、膀胱结石、尿毒症、肾衰竭等严重并发症,甚至危及生命。

52. 前列腺增生与饮食的关系

从世界范围看,东方人前列腺增生、前列腺癌的发病率没有西方人高,我国是发病率较低的国家,但症状可能较重。而移居西方国家的华裔前列腺增生、前列腺癌的发病率与当地人没有明显差异,这说明饮食结构可能是一个重要因素。

东方人的食物中可能含有抑制前列腺增生的物质,如蔬菜、水果、稻谷和黄豆的某些成分,经胃肠道中微生物分解而产生一些特殊分子,此类分子具有微小的雌激素作用,因此可以经内分泌途径防止前列腺增生。

此外,绿茶也对前列腺有作用。绿茶中合有多种活性物质,如抗氧化剂、5α还原酶抑制剂等,都对防止前列腺肥大有效。另外,前列腺疾病患者饮花茶也有讲究,前列腺肥大患者可常饮花茶以散结利尿;伴有习惯性便秘的宜饮红茶,可以补虚通便;伴形体肥胖的宜饮乌龙茶或普洱茶以降脂通淋。前列腺癌患者宜饮绿茶或红茶以防病治病,而前列腺炎患者多有神经衰弱的症状,不宜饮茶。

53. 饮酒能促进前列腺增生吗

大量饮酒可降低血清睾酮水平和增加雌激素水平,从而影响前列腺增生的发生。国外的尸检报告肝硬化患者中组织学前列腺增生的发生率较低,这些患者的肝硬化多因大量饮酒导致肝功能不良时对血清睾酮水平和雌激素水平的影响,因此这类患者前列腺增生发病率低,表示这可能是酒精和肝功能不良共同作用的结果。

医生特别提醒:虽然国外有临床观察显示饮酒与前列腺增生的发展呈负相关,但是我们不鼓励去酗酒或长期饮酒,而在已有前列腺增生症状的患者,可在饮酒后前列腺充血,加重会阴部的胀痛和排尿梗阻症状。

54. 吸烟与前列腺增生有关

大家都知道,吸烟有害健康。那么,吸烟与前列腺疾病有什么关系呢?吸烟可以使人体的免疫力降低，当人体在受到细菌、病毒等有害微生物侵袭时，免疫细胞不能及时清除、消灭这些外来的"入侵者"。对于慢性前列腺炎的患者，免疫力低下不仅使疾病迁延不愈，在某些情况下还有可能引起急性发作。

烟草燃烧时会产生微量的苯等物质，其中苯并芘等具有较强的致癌作用，其他几种物质也可增强致癌物质的作用。长期大量的吸烟，会增加患癌的可能性。前列腺增生是一个老年性疾病，多发于70岁以上。长期吸烟使人早衰，有些人40岁左右就出现前列腺肥大症状，与吸烟不无关系。有调查显示重度吸烟者（1.5包/日）与不吸烟者相比，前者发生前列腺肥大的机会大大增加。

55. 性生活与前列腺增生有关吗

男性受到性刺激时，外生殖器的变化较明显，如阴茎的勃起、睾丸的提升，而前列腺的变化则较不为人所知。在正常射精时，前列腺有规律性地收缩，参与了性高潮的形成，也紧闭了膀胱颈，防止精液逆流入膀胱。

前列腺炎好发于青壮年，属于性生活频繁的年龄层，所以对性功能的影响较明显。但是前列腺增生一般不会引起性功能失常。然而，因为前列腺增生多见于老年人，而高龄男性功能失常的比例较高，所以常会有前列腺增生和性功能失常同时存在的情形，并且当前列腺因各种原因去除后，还会有可能出现逆行性射精而影响性功能。另外，前列腺增生与雄激素水平有关，雄激素水平高者性功能相对旺盛，所以，前列腺较大的患者可能性功能较旺盛，但之间是否存在直接相互影响的关系目前尚无统一的意见。

56. 多大年龄需注意前列腺增生的问题

前列腺的大小及结构是随着年龄变化而变化的。10岁之前，前列腺很小，腺体组织未发育，主要由肌肉结缔组织构成，没有真正的腺管，仅有胚芽。到10岁左右，在胚芽的基础上，前列腺上皮细胞开始增多，形成腺管。到青春期，随着睾丸的发育，前列腺腺管发育成腺泡，同时间质组织增生。30岁左右，上皮细胞向腺泡内折叠，使腺泡结构复杂化。从45～50岁开始，折叠于腺泡内的上皮组织开始消失,但位于尿道周围的腺体组织开始增生,压迫外周带使之萎缩,并形成所谓的"外科包膜"。由此可见,前列腺结构随着年龄变化而变化,就其体积而言,幼年时前列腺体积最小,青春期时体积可增大1倍以上,20~50岁期间,前列腺的体积相对稳定,50岁以后前列腺体积有可能增大,并逐渐发展成前列腺增生。一般男性到40岁时,开始出现症状;60岁,前列腺增生发病率达到50%;80岁,前列腺增生发病率达到83%。所以,人到中年时,要注意有无尿频、排尿困难等情况。

57.　前列腺增生分度

在就诊时常常被要求做直肠指检检查,医师就会在病历卡上记录下该患者的前列腺体积大小。如一度增生、二度增生等,那么,怎么对前列腺进行分度呢?

前列腺分度是指我们描述前列腺大小的一种方法。可以用下面这个表格来看看医生是如何来分度的:

正常大小	栗子大小	重约15 g
一度增生	鸡蛋大小	重15~25 g
二度增生	鸭蛋大小	重25~50 g
三度增生	鹅蛋大小	重50~75 g
四度增生	手指摄不到前列腺的底部	重量大于75 g

但是,有时直肠指检所得到的结果与实际大小会有些偏差。比如,有些患者的前列腺中叶增生比较明显,腺体凸入膀胱,那么在直肠指检中检查前列腺增生并不是很明显。一般来说,B超检查可以比较准确地了解前列腺的大小,其体积值大约是前列腺的前后径×横径×纵径×0.52。

58.　前列腺体积大小与症状严重程度有关系吗

前列腺增生体积大小与症状严重程度不存在必然关系。部分患者前列腺体积很大,但症状比较轻微;也有部分患者虽然前列腺体积不大,但症状很严重,甚至出现尿潴留情况。前列腺症状与前列腺增生发生的部位关系比与单纯的前列腺体积关系更密切。尽管如此,在多数情况下前列腺增生的体积越大,症状越严重。

59. 哪些情况会加重前列腺增生症状

前列腺增生(见图3－2)症状也不是一成不变的,有时会感觉严重一些,有时会感觉缓解一些。那么,哪些情况会加重前列腺增生的症状呢? 一是感染。前列腺炎症状发作时或合并尿路感染时,症状会明显加重。二是感冒。感冒时我们服用的一些感冒药物会加重前列腺症状。三是饮食辛辣或酗酒。四是憋尿。五是与过度劳累有关。其他一些因素,如服用平喘药物等也可能会加重症状。

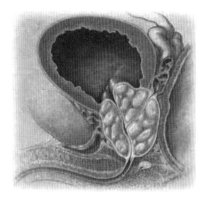

图3－2　前列腺增生

60. 前列腺增生有哪些病理类型

前列腺增生的病理类型:

(1)硬化性腺病:结节边界清楚,由大小和形状不同的腺体及上皮簇组成,腺体通常受压,常有黏液样间质。上皮簇外有基底膜和基底层细胞。

(2)纤维腺瘤样型:除了腺体增生以外,平滑肌和纤维组织也明显增生,并形成较硬的间质围绕腺体。

(3)腺瘤样型:以腺体增生为主,似腺瘤,周围间质较少。没有真正的包膜,所以不是真正的腺瘤。

(4)纤维增生型:以纤维组织增生为主,腺体增生相对较轻;有时也以平滑肌组织增生为主而纤维组织增生较轻,类似平滑肌瘤。

以上的类型可以出现在疾病发展过程中的不同阶段,但在同一病例中经常会混杂在一起,多数情况下不能贸然分类。

61. 前列腺增生通常发生于什么部位

我们通常只是笼统地说前列腺增生或前列腺肥大,但到底是前列腺哪个部位出现问题呢? 可能很多人都不清楚。从解剖学上来说,前列腺增生通常发生于前列腺移行带。这与前列腺癌的好发部位有所区别。移行带的前列腺细胞增多,形成增生的前列腺结节,压迫外周带及周围组织进而使其形成前列腺外科包膜。前列腺增生的手术切除也主要是切除增生的前列腺腺体,而非将前列腺全部切除。

62. 前列腺增生的原因

前列腺增生的病因的学说有很多,一般来说,有功能的睾丸和老龄化是发生前列腺增生的必要前提。

古时在青春期前接受阉割的太监前列腺不发育,也就谈不上前列腺增生的发生。而对已有前列腺增生的患者行去势(睾丸切除)治疗后,部分患者的前列腺可以缩小,从加改善排尿困难的症状。曾经有人做过随访,对良性前列腺增生症的患者进行抑制雄激素以后半年,前列腺体积可以缩小 $1/2 \sim 1/4$,而使用雄激素制剂后 6 个月,前列腺又可以恢复到原来的体积。这说明在前列腺增生的发病中,雄激素起了相当重要的作用。前列腺增生与年龄也有很大关系。前列腺增生最快的时期是 $50 \sim 70$ 岁。一般来说,年龄大了,雄激素下降,那么前列腺体积应该缩小,为什么 $50 \sim 70$ 岁的患者前列腺增生得最快呢? 业已发现,前列腺细胞的增殖与死亡保持着动态平衡,以保证细胞数目的稳定,从而前列腺的大小也保持恒定。前列腺组织中的激素、生长因子和各种癌基因一直在调节生理平衡。但在年龄大了以后,这一平衡被打破,前列腺细胞的复制速度(即增殖速度)保持正常,而细胞的死亡速度减小,从而最终造成了前列腺细胞的数目增加,导致前列腺体积的增加。除此之外,雌激素、生长因子等其他因素也与前列腺的增生有关。

63. 前列腺增生进展的危险因素

众多大规模的临床中心研究表明前列腺增生是临床进展性疾病。研究资料表明年龄、血清前列腺特异性抗原(PSA)、前列腺体积、最大尿流率、残余尿量、国际前列腺症状评分(IPSS)、前列腺慢性炎症、代谢综合征及膀胱内前列腺突出程度等因素与前列腺增生临床进展性相关。

64. 患者最担心的是什么

前列腺增生后,尿频、尿急、排尿困难等症状会给患者带来生活上的不便和烦恼(见图3-3),其中患者最大的担心是尿潴留,因此对尿潴留的预防至关重要。

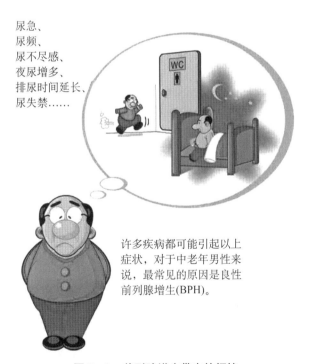

尿急、
尿频、
尿不尽感、
夜尿增多、
排尿时间延长、
尿失禁……

许多疾病都可能引起以上症状,对于中老年男性来说,最常见的原因是良性前列腺增生(BPH)。

图3-3 前列腺增生带来的烦恼

65. 前列腺增生与前列腺癌的区别

前列腺增生和前列腺癌都是老年男性易患的疾病,并且都以排尿困难为主要症状。鉴于前列腺癌可严重危及患者的健康及生命,因此,对这两种疾病进行鉴别非常必要。

那么,临床上医生是如何鉴别这两种疾病的呢?

(1)病程:前列腺增生一般起病缓慢,病情进展亦慢;但前列腺癌却不同,出现症状后病程发展很快,不但排尿困难迅速加剧,还可能在短期内出现明显的消瘦、乏力、贫血等症状。然后与大多数患者的认知不同的是前列腺增生引起的血尿往往较前列腺癌多见。

(2)转移:前列腺增生不发生转移;前列腺癌发生转移较早,多转移至骨,多表现为腰椎、股骨等处的疼痛,或者腹股沟区的淋巴结肿大。

(3)直肠指检:前列腺增生体积可以很大,但表面光滑、质地较均匀,硬度适中,周围界限清晰;前列腺癌则呈现不规则肿大,表面高低不平,有结节,质硬如石,边界不清,并可与直肠粘连、固定。

(4)血清碱性磷酸酶:前列腺增生者的碱性磷酸酶不升高;前列腺癌患者,尤其是已发生骨转移的患者碱性磷酸酶显著升高。

(5)B 型超声波检查:前列腺增生超声检查多无结节等表现;前列腺癌超声检查多表现为低回声结节或等回声结节。

(6)活组织检查:通过穿刺取前列腺组织进行病理检查可以准确鉴别前列腺增生与前列腺癌,但应注意正确的取材位置。

(7)同位素检查:前列腺增生不会有转移情况;同位素检查可以发现前列腺癌的转移灶。

(8)CT 扫描:前列腺增生一般不会有肿块;前列腺癌则可以显示肿块。

66. 前列腺增生会发展成前列腺癌吗

前列腺增生和前列腺癌都是好发于老年男性的疾病,几乎所有的老年男性都会有或轻或重的前列腺增生,那么,很多老年朋友非常担心:前列腺增生会演变成前列腺癌吗？我可以肯定地告诉大家：不会。至少到目前为止，人们还没有发现前列腺增生转化为前列腺癌的任何证据，少数非法医疗机构声称前列腺增生不积极治疗会演变为前列腺癌，纯属无稽之谈，不可轻信而增加不必要的心理负担。

这是因为，虽然这两种疾病都依赖雄激素的作用，但是两种疾病的发生发展机制完全不同，所依赖的基因等也完全不同，不存在相互转化的可能性。并且两者的好发部位也不同，前列腺癌好发于前列腺的周围区域，前列腺增生则只发生于中央区域。

但是这并不是说，得了前列腺增生就不会再得前列腺癌，前列腺增生的老年患者，仍然要定期检查前列腺特异抗原（PSA）等，以防前列腺增生和前列腺癌共存的可能性。

67. 前列腺增生与膀胱癌有何关系

认为前列腺增生可能是膀胱癌的致病因素之一，临床上也经常见到前列腺增生合并膀胱癌的患者。理由是，①长期的残余尿刺激；②前列腺增生并发膀胱结石，而后者是膀胱鳞状上皮癌的主要致病因素；③前列腺增生可能并发膀胱憩室，黏膜上皮比正常部位的膀胱黏膜上皮的癌变率增加许多倍。如此看来，前列腺增生若有手术指征（即具有手术的条件），还是早做彻底治疗为好。此外，膀胱移行细胞癌也可侵入前列腺或并发前列腺部尿道癌。如果没有进行前列腺增生的早期诊断，待到前列腺增生长得很大时，便较难与膀胱癌鉴别。

68. 良性前列腺增生最早期的表现

良性前列腺增生（BPH）是中老年男性常见疾病之一，在疾病进展的早期，尿频为最早表现，先出现夜尿次数增加，但每次尿量不多。这是由于前列腺增生时，膀胱颈部充血、膀胱颈部比较敏感所致。膀胱逼尿肌失代偿后，发生慢性尿潴留，膀胱的有效容量因而减少，排尿间隔时间更为缩短。若伴有膀胱结石或感染，则尿频愈加明显，且伴有尿痛。

69. 前列腺增生最典型的表现

前列腺增生的典型表现是进行性排尿困难,随着腺体增大,机械性梗阻加重,患者出现排尿困难,刚开始,患者表现为排尿延迟、射程短;随着病情的进展,症状逐渐加重,出现尿线变细、尿流滴沥,排尿时甚至需要屏气用力,乃至需要用手压迫下腹部才能把尿排出。最终发展为尿潴留。

70. 什么是尿频

正常成人白天排尿 4～8 次,夜间 0～1 次。由于白天受到饮水、出汗等干扰因素较多,故一般以夜间排尿次数来定。目前认为如果夜间排尿次数≥2 次即为尿频。前列腺增生患者虽然排尿次数明显增多,但总的尿量并没有增加,要与多尿鉴别。尿频可以是生理性、精神神经性的,也可以是许多疾病的症状之一。导致尿频的原因较多,包括炎症、异物、精神因素、病后体虚、寄生虫病等。其中,前列腺增生是引起老年男性尿频的主要原因。

71. 什么是尿急

尿急是指不能自控排尿或排尿有急迫感,尿意一来即需排尿,不可稍有懈怠,或排尿之后,又有尿意急需排尿,不及时排尿则会尿湿内裤。主要是由于尿道、膀胱、前列腺因炎症或异物刺激所致,常伴有尿频、尿痛。

72. 什么是尿痛

尿痛是指患者排尿时、排尿中、排尿后尿道或伴耻骨上区、会阴部位疼痛。其疼痛程度有轻有重,常呈烧灼样,但重者痛如刀割。尿痛常见于尿道炎、前列腺炎、前列腺增生、精囊炎、膀胱炎、尿路结石和膀胱结核等。

73. 什么是尿失禁

尿失禁是由于膀胱括约肌损伤或神经功能障碍等各种原因而丧失排尿自控能力,使尿液不自主地流出。尿失禁按照症状可分为充溢性尿失禁、无阻力性尿失禁、反射性尿失禁、急迫性尿失禁及压力性尿失禁5类。

74. 什么是血尿

血尿是指离心沉淀尿中每高倍镜视野≥3个红细胞,或非离心尿液超过1个或1小时尿红细胞计数超过10万,或12小时尿沉渣计数超过50万。血尿是常见的泌尿系统症状,原因有泌尿系炎症、结核、结石或肿瘤、外伤、药物等,对机体影响甚为悬殊。轻者仅镜下发现红细胞增多,称为镜下血尿;重者外观呈洗肉水样或含有血凝块,称为肉眼血尿。通常每升尿液中有1毫升血液时即肉眼可见,尿呈红色或呈洗肉水样。

75. 什么是残余尿,如何测定

残余尿测定是前列腺增生的重要诊断手段之一。由于前列腺增生导致患者排尿困难,随着梗阻加重,膀胱内尿液在每次排尿时不能完全排空,残留在膀胱内,这些残留在膀胱内的尿就被称为"残余尿"。残余尿的出现及其量反映了膀胱排尿功能障碍,在诊断和治疗前列腺增生的过程中,残余尿的测定是一项必不可少的步骤,其测定方法有三:经腹B超测定法、导尿法和静脉尿路造影法。

（1）经腹B超测定法患者无任何不适感,是最常用的方法。它不引起尿路感染,尤其是治疗过程中需要反复测定残余尿量者更是最佳选择,但这种测定方法不够精确。

（2）导尿法是在患者排尿后,插入导尿管来引流尿液,测定残余尿量,此方法准确可靠,但给患者造成不适感,不易被患者接受。

（3）静脉尿路造影法是在行静脉尿路造影时，于膀胱充盈期和排尿后各摄片一张，观察残余尿量，此法不能定量，实用价值不大。

76. 老年人夜尿增多一定是前列腺增生吗

夜尿增多是前列腺增生的主要症状之一和最早期的症状，但夜尿增多并非都是由前列腺增生所致。老年男性往往有高血压或心肺疾病，服用扩血管药后，白天由于坐立而致血液滞留或外渗于下肢，夜间平卧后血液回流以及组织液吸收而致肾血流量增加，从而尿量增多，往往被误认为为前列腺增生所致的夜尿增多。不过，有区别的是这种情况下不仅夜尿次数多，而且每次尿量也大。另外，糖尿病、膀胱结石、尿路感染、膀胱的其他病变也可能会导致夜尿增多，需要详细检查后才能确定何种原因。

77. 前列腺增生怎么进行临床分期

前列腺增生的临床分期对了解病程和选择治疗方法有一定意义。具体如下：

第一期：又称症状刺激期。主要为夜尿次数增多，会阴部不适，排尿时间延长，尿线变细等症状，残余尿少于 50 ml，尿流率呈正常曲线。

第二期：又称残余尿发生期。上述症状加重。同时出现排尿用力，残余尿量在 50～100 ml 之间，可突发急性尿潴留。

第三期：又称失代偿期或膀胱扩张期。残余尿量大于 150 ml。并出现尿潴留或充溢性尿失禁、肾功能不全等。

第一期多采用保守治疗；第二期可试行保守治疗，如无效应尽早手术；第三期应首选手术，以解除梗阻、保护肾功能。

78. 如何鉴别前列腺增生与膀胱颈部硬化

膀胱颈部硬化好发于中老年女性，男性相对少见，其发病机制复杂，目前尚缺乏统一认识,可能与膀胱颈纤维组织增生、膀胱颈部肌肉肥厚、慢性炎症所致的硬化,以及老年女性激素平衡失调导致的尿道周围腺体增生等有关。主要表现为进行性排尿困难、排尿延迟、尿流变细、排尿费力、尿滴沥,并逐渐出现尿潴留和充溢性尿失禁等,临床表现与前列腺增生十分相似。

　　既然两者临床症状非常相似,如何鉴别膀胱颈部硬化和前列腺增生? 可通过如下检查进行鉴别:①尿道膀胱镜检查:是最主要最直观的检查方法。膀胱颈部硬化在镜下表现为膀胱颈部黏膜僵硬、水肿,后唇抬高颈部收缩开放运动减弱或消失,膀胱内可见小梁小室、输尿管嵴隆起等慢性梗阻性改变,而无前列腺明显增生表现;②排尿期膀胱尿道造影和尿道超声,膀胱颈部硬化患者可见膀胱颈部活动僵硬,在排尿过程中颈部开放迟缓或开放不全、颈口狭窄,同时可见膀胱壁凹凸不平,有时还可见憩室形成;③尿动力学检查:膀胱颈部硬化在梗阻的早期,排尿期膀胱内压高于正常最大尿流率,当梗阻进一步加重使得逼尿肌处于失代偿时,排尿期膀胱内压可下降至正常。

79. 如何鉴别前列腺增生与膀胱结石

　　膀胱结石(见图 3-4)的典型表现是排尿中断伴疼痛。膀胱结石可单个,也可为多个,可随体位改变而移动。结石大小不一,小者几毫米,大者直径可在

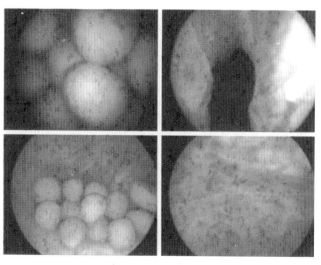

图 3-4 膀胱结石

10 cm以上,占据整个膀胱腔。B超检查对直径3 mm以上的膀胱结石几乎都能显示。但是对直径小于3 mm的结石,如果数量少,无堆积,则容易漏诊。超声检查多数能够做出准确诊断和鉴别诊断。在检查结石的同时,还可以同时观察膀胱和前列腺病变,寻找结石诱因和并发症。所以,超声检查有其独特优点,同样被公认为是诊断膀胱结石的理想方法之一。据统计88%以上的膀胱结石可在X线平片上显示,表现为膀胱区大小不等的致密影。但X线平片难以区分盆腔内钙化、粪石等疾病。CT扫描能三维显示盆腔内结构,同时对阴性结石也有明确诊断作用。在膀胱镜下能直接确定有无结石、结石大小、形状、数目,并可发现有无其他病变如良性前列腺增生、膀胱憩室、炎症及癌变等。膀胱镜检查是诊断膀胱结石最可靠的方法,无论阴性或阳性结石均能检查清楚。但是,由于膀胱结石多继于前列腺增生等下尿路梗阻的患者,同时因为膀胱镜属于有创操作,使膀胱镜的应用有时受到限制。

80. 前列腺增生通常要做哪些检查

首先要详细问问病史:①排尿症状的特点、持续时间及其伴随症状;②盆腔外伤或手术史;③有无性传播疾病、糖尿病、神经系统疾病、与夜尿症状有关的心脏疾病病史;④近期有无服用影响膀胱出口功能或导致排尿不畅的药物;⑤国际前列腺症状评分(IPSS)。

然后进行体格检查:①外生殖器检查除外尿道外口狭窄、包茎、阴茎肿瘤等可能影响排尿的疾病;②直肠指检:需在膀胱排空后进行,可了解前列腺的大小、形态、质地、有无结节及压痛、中央沟是否变浅或消失以及肛门括约肌张力情况。

生化和影像学检查:尿常规、血清前列腺特异抗原(PSA)、前列腺超声检查、尿流率检查;对于一些复杂疑难患者,还需进一步做肾功能、静脉尿路造影、尿道造影、尿动力学检查、尿道膀胱镜检查、上尿路超声检查等。

81. 前列腺增生为什么要做超声检查

超声检查可了解前列腺形态、大小、有无异常回声、突入膀胱的程度,以及排尿后残余尿量。经直肠超声还可以精确测定前列腺体积(0.52 前后径×左右径×上下径)。经腹部超声可以了解膀胱壁的改变,有无膀胱结石、膀胱憩室和肿瘤性病变。上尿路超声检查可了解肾、输尿管有无扩张、积水、结石和肿瘤性病变。超声检查具有方便、快捷、便宜、准确、无创等诸多优点,是前列腺增生筛查、诊断、治疗和随访过程中极其重要的检查之一。

82. 前列腺增生做超声检查注意些什么

　　前列腺超声检查有经腹壁和经直肠两种方式,由于直肠紧贴前列腺,干扰组织少,因此经直肠前列腺超声检查(见图 3−5)准确度优于经腹部前列腺超声,在没有肛裂、痔疮等严重禁忌证情况首选经直肠超声检查。

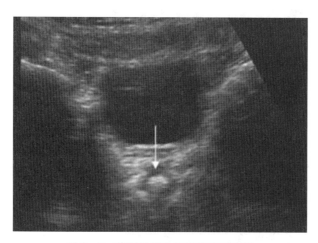

图 3−5　前列腺增生尿道超声示意图

　　前列腺增生往往会影响肾输尿管膀胱的形态和功能,因此需要同时行肾脏输尿管膀胱超声检查。超声检查时需憋尿,让膀胱充盈形成超声完全可以穿过透声窗,充盈的膀胱把前面的组织全部推开,更好地显示在膀胱后面的前列腺;同时充盈的膀胱可以更清楚地显示有无膀胱结石、憩室和肿瘤等。憋尿检查完毕后,患者还需要尽可能地排尽膀胱内尿液,再次行 B 超检查,观察膀胱内剩余尿量和有无肾积水等。

　　前列腺增生一般与肝胆胰脾等消化器官关系不大,因此前列腺超声检查无须空腹检查。经直肠前列腺超声检查可影响血清前列腺特异抗原(PSA),因此对于需要查 PSA 的患者,需先抽血查 PSA 后再行超声检查。

83. 为什么要做尿常规

尿常规检查可以明确有无血尿、蛋白尿、脓尿、尿糖等。尿频、尿急、尿痛、排尿费力、排尿不畅等症状并不是前列腺增生所特有的,尿路感染、膀胱结石、尿道狭窄、膀胱肿瘤等也可产生类似症状,并且这些疾病往往同时合并存在。比如,前列腺增生患者合并急性尿路感染时所测得 PSA 就不一定准确,需要感染控制后一段时间再复测。因此,尿常规检查可以帮助医生进行分析判断和进一步治疗。

84. 前列腺增生为什么要做 PSA 检查

前列腺增生和早期前列腺癌很难从临床症状、血生化、B 超、X 线、CT、MRI 等检查方法进行鉴别。血清前列腺特异抗原(PSA)是目前国际上筛查、诊断、随访前列腺癌最常用、经济、有效、便捷的检测指标。PSA 在前列腺癌患者血液中明显增高,血清 PSA 升高可作为前列腺癌穿刺活检的指证。临床上,一般将 PSA≥4 ng/ml 作为分界点。

需要注意的是,血清 PSA 升高不是前列腺癌特有的,前列腺癌、前列腺增生、前列腺炎都可能使血清 PSA 升高。另外,尿路感染、前列腺穿刺、急性尿潴留、留置导尿、直肠指诊、前列腺按摩等也可以影响血清 PSA 值。因此,前列腺增生患者检测血清 PSA 之前,需排除尿路感染、前列腺炎等疾病,并避免在检测血清 PSA 前进行直肠指检、前列腺按摩等操作。

85. 前列腺增生为什么要做尿流率检查

由于增生的前列腺腺体压迫堵塞正常尿道,导致前列腺增生患者排尿阻力增加,则会出现排尿不畅、排尿等待、排尿时间延长、排尿中断等现象。尿流率是指单位时间内自尿道外口排出体外的尿量,也就是排尿时尿流的速度,进而评估梗阻严重程度。

尿流率常见参数：

（1）膀胱容量：开始排尿时的膀胱容量（排出尿量＋排尿后残余尿量）。

（2）总排尿量：检查时实际排出的尿量。

（3）尿流时间：实际排尿的时间。

（4）总排尿时间：本次排尿开始时直至排尿结束的时间，其中包括排尿等待、排尿中断的间期。

（5）最大尿流率：一次排尿时出现的最大尿流率，以 Q_{max} 表示。

（6）平均尿流率：一次排尿时的平均尿流率。

尿流率是前列腺增生术前评估的必要指标之一。前列腺增生程度与梗阻程度不一定成正比，也就是说前列腺重度增生患者如果增生腺体不压迫尿道也可能排尿通畅，前列腺轻度增生患者如果腺体压迫尿道也可能出现明显排尿梗阻情况。最大尿流率和平均尿流率是反应前列腺增生梗阻最直接的指标，也是评估前列腺增生切除术后排尿改善情况的重要指标。

86. 尿流率检查注意些什么

尿流率的检查参数存在个体差异和容量依赖性。膀胱从空虚至 150～250 ml 时，膀胱收缩力最好。如果膀胱容量超过 400～500 ml 时，逼尿肌过度牵拉，收缩力下降，影响检测参数的准确性。因此，尿量在 150～250 ml 时进行检查较为准确。

另外，排尿还受药物和排尿习惯影响。因此，检查近期不能突然加用影响排尿的药物，否则不能反映平时排尿状况。腹压也是影响前列腺增生患者排尿的重要因素之一，排尿时持续腹压可增加膀胱收缩力，使平均尿路率和最大尿流率增大。因此，重复多次尿流率检查可增加检查的准确性。

此外，单靠最大尿流率下降不能区分梗阻还是逼尿肌收缩力减低，必要时需要行尿动力学检查。

87. 什么是国际前列腺症状评分

国际前列腺症状评分（IPSS）是目前国际公认的判断良性前列腺增生

(BPH)患者症状严重程度的最佳手段。IPSS 评分见表 3 - 1 是 BPH 患者下尿路症状严重程度的主观反映,它与最大尿流率、残余尿量以及前列腺体积无明显相关性。

I - PSS 评分患者分类如下:(总分 0~35 分)

轻度症状　　0~7 分

中度症状　　8~19 分

重度症状　　20~35 分

尽管不能完全概括下尿路症状对 BPH 患者生活质量的影响,但是它们提供了医生与患者之间交流的平台,能够使医生很好地了解患者的疾病状态。

表 3 - 1　国际前列腺症状(IPSS)评分表

在最近 1 个月内,您是否有以下症状?	无	在五次中					症状评分
		少于一次	少于半数	大约半数	多于半数	几乎每次	
1. 是否经常有尿不尽感?	0	1	2	3	4	5	
2. 两次排尿间隔是否经常小于 2 小时?	0	1	2	3	4	5	
3. 是否曾经有间断性排尿?	0	1	2	3	4	5	
4. 是否有排尿不能等待现象?	0	1	2	3	4	5	
5. 是否有尿线变细现象?	0	1	2	3	4	5	
6. 是否需要用力及使劲才能开始排尿?	0	1	2	3	4	5	
7. 从入睡到早起一般需要起来排尿几次?	没有	1 次	2 次	3 次	4 次	5 次	
	0	1	2	3	4	5	
症状总评分=							

88. 残余尿有什么意义

由于下尿路梗阻或膀胱收缩无力导致患者排尿困难,随着梗阻加重,膀胱内尿液在每次排尿时不能完全排空,残留在膀胱内,我们把这些残留在膀胱内的尿称为"残余尿"。残余尿的出现及其量反映了膀胱排尿功能障碍和梗阻情况,在诊断和治疗前列腺增生的过程中,残余尿是判断病情和疗效的指标。同时对女性下尿路梗阻也有诊断治疗意义。

89. 前列腺增生有必要做 CT 和 MRI 检查吗

根据病史、症状、体征、直肠指检、B 超、尿流率及相关生化检查,诊断前列腺增生症并不困难。计算机断层扫描(CT)和磁共振成像(MRI)(见图 3-6)由于检查费用高,所需检查时间长,且较 B 超对前列腺增生的检测并不具有十分明显的优势,欧美及我国一般情况下不作为首选或必需的检查项目,只用于与前列腺癌等疾病的鉴别诊断。

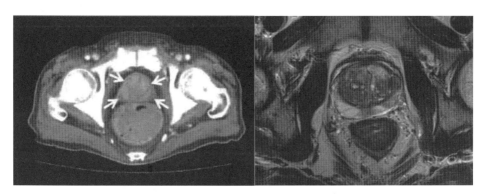

图 3-6 前列腺增生有必要做 CT 和 MRI

90. 什么是 PSA

前列腺特异性抗原(PSA)是一种主要由前列腺上皮细胞合成的,具有丝氨酸蛋白酶活性的单链糖蛋白,大量存在于精液中,可以分解精液中的主要胶状蛋白,参与精液的液化过程,与男性生育力有关。正常的前列腺导管系统周围存在着一种屏障,避免前列腺上皮产生的 PSA 直接进入血液之中,从而维持了血液中 PSA 的低浓度。在血液中的 PSA 是游离态 PSA(fPSA)与复合态 PSA 的总和,也称为总 PSA(tPSA)。PSA 具有组织特异性,只由前列腺上皮细胞合成,不表达于其他细胞。但它并无肿瘤特异性,前列腺炎、良性前列腺增生和前列腺癌均可导致总 PSA 水平。

91. PSA 的正常值

血清总 PSA 受年龄、种族、前列腺大小等因素影响。我国人口血清总 PSA 正常值范围低于西方国家人口；年龄越轻、前列腺越小，血清总 PSA 正常值范围越低。此外，直肠指诊、留置导尿、急性前列腺炎等都可导致血清总 PSA 增高。因此，PSA 检查应在射精 24 小时后，膀胱镜检查、导尿等操作后 48 小时，前列腺直肠指诊后 1 周，前列腺穿刺术 1 月后进行，并排除急性前列腺炎等疾病。

目前国内外比较一致的观点是血清总 PSA 小于 4.0 ng/ml 为正常，血清总 PSA 大于 10 ng/ml 则患前腺癌的危险性增加。当前列腺发生癌时就会破坏前列腺导管的屏障，从而癌分泌的 PSA 也会随之增多，致使 PSA 直接进入血内。并且癌的恶性程度越高，对于正常前列腺组织破坏越大，血清中 PSA 越高。

血清总 PSA 在 4～10 ng/ml 时，很难根据单纯根据血清总 PSA 水平来区分前列腺增生和前列腺癌。在这个所谓灰色区域，推荐参考游离前列腺特异性抗原(fPSA)、PSA 密度(PSAD)和 PSA 速率(PSAV)等参数。

92. PSA 不正常怎么办

血清总 PSA 大于 4.0 ng/ml 即为异常。如果不正常，应首先排除干扰因素，如不放心，可以 4 周后再次复查。再次复查后，如果血清 tPSA4～10 ng/ml，f/tPSA 异常(<0.16)或 PSAD 值异常(>0.15)时，需要行前列腺穿刺活检。如果血清 tPSA4～10 ng/ml，如 fPSA/t PSA、PSAD 值和影像学均正常，应严密随访。如果血清 tPSA>10 ng/ml，需行前列腺穿刺活检。

93. 前列腺增生临床进展的定义

前列腺增生的临床进展是指随着病程的延长，前列腺增生患者的主观症状和客观指标进行性加重的趋势，关于临床进展的评价指标仍未统一，迄今为止较为一致的意见是：下尿路症状加重进而使患者生活质量下降、最大尿流率进行性下降、急性尿潴留、反复血尿、反复泌尿系统感染和肾功能受损等。良性前列腺增生患者接受外科手术治疗是其病变临床进展性的最终表现形式。

94. 前列腺增生有哪些尿路外表现

在前列腺增生的早期,患者主要还是以尿频尿急等为主要表现,尿路外表现并不明显。但是当前列腺增生引起膀胱出口梗阻,出现排尿困难时,患者就必须增加腹压以帮助排尿。长期的增加腹压排尿将促进腹股沟疝、脱肛、内痔等尿路外表现的发生。并且前列腺增生影响患者生活质量时还容易引起或者加重患者高血压等心血管症状。

95. 前列腺增生为什么会夜尿增多

正常情况下成人夜尿次数 0~1 次。夜尿次数增多是前列腺增生最常见的症状之一。随着前列腺增生的发展,夜尿次数可达 7~8 次甚至更多。夜尿次数增多是因为前列腺增生后膀胱三角区肌层代偿性肥厚,逼尿肌反射亢进所致。患者夜尿次数增多,但白天排尿次数不多,其原因是白天注意力分散,尿意阈值升高;而夜间环境安静,注意力集中,副交感神经张力增高,尿意阈值下降,加之入睡后大脑皮质抑制能力变弱,突向膀胱内生长的增生前列腺可有更频繁的激惹反应,因而出现夜尿增多。夜尿增多后常常影响患者正常生活及夜间睡眠,增加患者心理负担,容易产生一系列并发症,因此一旦出现夜尿次数增多,就应及时就诊,请泌尿科医生做检查。

96. 前列腺增生会引起膀胱功能障碍

前列腺增生症引起尿路病理改变的基本原因是造成膀胱出口梗阻,膀胱出口梗阻会使膀胱逼尿肌发生显著变化。而膀胱逼尿肌在正常情况下就是膀胱在接受"排尿中枢"的指令后,主动收缩使尿液顺利排出的肌肉。

(1) 膀胱逼尿肌内的神经末梢减少,神经生长因子及碱性成纤维细胞生长因子增多,使支配膀胱输入及输出神经元细胞及肌细胞增大,脊髓神经反射增强,出现膀胱不自主收缩(即逼尿肌不稳定收缩),这是引起尿频、尿急、急迫性尿失禁等症状的主要原因。

(2)长期梗阻可导致膀胱逼尿肌功能受损,膀胱逼尿肌萎缩,变薄或增厚,收缩力下降,膀胱残余尿增加,此时膀胱逼尿肌处于失代偿状态。

(3)膀胱顺应性改变。所谓顺应性是指随着膀胱内尿液的增加,膀胱逼尿肌舒张,膀胱内压始终处于稳定状态。长期梗阻可导致膀胱顺应性改变,出现低顺应性或高顺应性膀胱。低顺应性膀胱是指在储尿期,较少的膀胱容量增加即可产生较高的膀胱内压,多因逼尿肌严重纤维化,僵硬,舒张功能下降所致;高顺应性膀胱指在膀胱充盈过程中,即使膀胱过度充盈,其内压也始终维持在低水平状态。

增生的前列腺组织引起排尿阻力增加,使膀胱逼尿肌需要过度收缩才能完成排尿过程,从而导致了逼尿肌代偿性肥厚。膀胱三角区是代偿性肥厚最早发生的部位,也是膀胱最为敏感的区域,因此极少量尿液就可刺激膀胱三角区而产生尿意,出现尿频、尿等待、尿不尽等。随后,由于长期梗阻,当膀胱逼尿肌即使过度收缩也不能将尿液完全排空时,就发生了尿潴留。此时膀胱处于失代偿状态,少部分患者膀胱刺激症状不明显,但残余尿量却很大,导致膀胱有效容量减少,若持续发展,则可出现充溢性尿失禁。

97. 前列腺增生为什么会引起血尿

血尿是前列腺增生患者经常会出现的一种状况,导致这一现象的原因是有很多的,主要包括:①前列腺增生时不仅有纤维组织组织的增生,还伴有血管的增生。增生的组织向尿道腔内凸出,受到尿液冲击的机会多而且强烈,所以增生的血管也容易受尿液冲击而破裂引起血尿;②由于前列腺增生引起尿路梗阻而使患者排尿不畅,患者排尿时需要加大排尿力度,使得增生的血管的血压增高,从而容易破裂。并且患者在排尿后使得局部压力骤然减小,血液迅速回流至增生的血管内,如果血管充盈过度也容易导致破裂,引起血尿;③前列腺增生容易导致尿路的梗阻,而长期的梗阻容易导致感染、炎症的发生。在感染、炎症的刺激下也容易发生血尿。

98. 前列腺增生有哪些临床表现

前列腺增生的早期由于代偿功能,症状不典型,随着下尿路梗阻加重,症状逐渐明显,临床症状包括储尿期症状,排尿期症状以及排尿后症状。由于病程进展缓慢,难以确定起病时间。

(1)储尿期症状:①尿频、夜尿增多尿频为早期症状,先为夜尿次数增加,但每次尿量不多。膀胱逼尿肌失代偿后,发生慢性尿潴留,膀胱的有效容量因而减少,排尿间隔时间更为缩短。若伴有膀胱结石或感染,则尿频愈加明显,且伴有尿痛;②尿急、尿失禁下尿路梗阻时,50%～80%的患者有尿急或急迫性尿失禁。

(2)排尿期症状:排尿困难等。随着腺体增大,机械性梗阻加重,排尿困难加重,但是下尿路梗阻的程度与腺体大小不成正比。由于尿道阻力增加,患者排尿起始延缓,排尿时间延长,射程不远,尿线细而无力。小便分叉,有排尿不尽感觉等。如梗阻进一步加重,患者必须增加腹压以帮助排尿,呼气时使腹压减小,可出现尿流中断及淋漓。

(3)排尿后症状:尿不尽、残余尿增多等。残余尿是膀胱逼尿肌失代偿的结果。当残余尿量很大,膀胱过度膨胀且压力很高,高于尿道阻力,尿便自行从尿道溢出,称充溢性尿失禁。有的患者平时残余尿不多,但在受凉、饮酒、憋尿,服用药物或有其他原因引起交感神经兴奋时,可突然发生急性尿潴留。患者尿潴留的症状可时好时坏。部分患者可以是急性尿潴留为首发症状。

99. 前列腺增生引起血尿如何与其他疾病引起的血尿鉴别

很多疾病都可以发生血尿,血尿的鉴别诊断就相当重要,可从如下几方面考虑:

(1)发病年龄:小儿血尿常见于肾小球肾炎、尿路先天性异常、非特异性感染、结核、膀胱结石等。青少年、中年血尿,常见于肾结核、泌尿系结石、非特异性感染、损伤、乳糜尿、肾炎及运动性血尿等。女性常见于尿路感染、肾下垂、肾结核、乳糜尿。中年以上,常见于肿瘤、前列腺增生、尿路感染、结石。

（2）性别：女性常见尿路感染、肾结核等。男性常见尿路结石、肾结核、前列腺炎、前列增生、损伤、肿瘤等。

（3）相关病史：有肺结核史者，应考虑肾结核。有排石史者应考虑尿路结石。有外伤史者应考虑肾及尿路损伤。无痛性血尿反复发作者应考虑肿瘤。小儿有反复尿路感染史者应考虑先天异常。男性有尿路感染者应注意检查有无梗阻。丝虫病流行区应注意乳糜血尿。

（4）家族史：多囊肾、遗传性肾炎、遗传性出血性毛细血管扩张。

（5）血尿的诱因：剧烈运动、体力劳动后发生血尿见于肾结石、肿瘤、肾下垂、运动性血尿，劳累、高脂餐后血尿伴乳糜快者见于乳糜尿。

（6）血尿的颜色：鲜红色血尿见于膀胱及后尿道病变，暗红色血尿见于肾脏疾病。

（7）尿中含血量：含血量少时，呈显微镜血尿，见于尿路结石，尿路感染、内科疾病。大量血尿，呈肉眼血尿，见于肿瘤、损伤、前列腺增生、肾结核等。

（8）血凝块：肾脏病变的血尿中可见三角型、锥状血块。输尿管病变所致血尿，含长条形血块，膀胱病变血块呈盘状，排出后易碎，尿道病变的血尿无血块。

（9）血尿与排尿的关系：血尿发生于排尿起始段，为初血尿，见于前尿道疾病、前列腺病变。血尿发生于排尿的终末段为终末血尿，见于后尿道病变、前列腺病变、膀胱颈部及三角区病变。全程血尿，见于膀胱颈部以上尿路病变。尿道溢血，与排尿动作无关，病变位于尿道括约肌以下。

100. 前列腺增生有哪些肾脏并发症

前列腺增生引起的膀胱大量残余尿和膀胱内压大于 40 cm H_2O（厘米水柱）是导致上尿路扩张的主要原因。底顺应性膀胱、高压性慢性尿潴留患者易发生上尿路扩张，出现肾积水（见图 3-7）等。并且尿潴留的情况下还容易合并有感染、炎症，这种情况下还可以引起肾盂、肾盏以及肾实质的感染。若未进行及时处理的话，由于肾积水引起肾皮质压力增高、肾皮质变薄、血流减少、细菌感染等多种原因的作用使肾脏功能受损，表现为贫血、食欲缺乏、嗜睡等。长期未进行处理，严重者可以出现肾衰竭和尿毒症。所以为了避免出现上述肾脏并发症的发生，患者还是应该及早就医，寻求治疗。

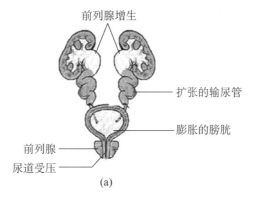

前列腺增生

扩张的输尿管

膨胀的膀胱

前列腺

尿道受压

(a)

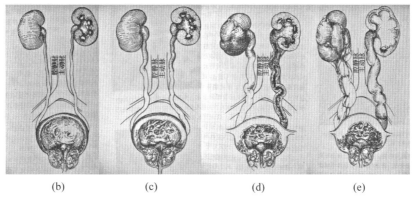

(b)　　　　(c)　　　　(d)　　　　(e)

图 3－7　前列腺增生导致肾积水

101. 前列腺增生有哪些并发症

前列腺增生引起的并发症有感染和结石、血尿、急性尿潴留、慢性尿潴留和肾损伤、尿失禁和其他并发症等。

（1）感染和结石：由于膀胱经尿道与外界相通，故膀胱内的尿液不是严格无菌的，尿中的代谢产物容易被细菌利用，当细菌繁殖造成膀胱内感染时，尿频、尿急、尿痛等症状将加重；如造成急性附睾等感染时，患侧附睾肿大、疼痛；如继发上尿路感染往往出现腰痛、发热、畏寒等症状。感染后细菌的代谢产物使尿中的有机物质增加并沉积、结晶形成结石，即膀胱结石。结石又加重排尿不畅和感染，并且刺激膀胱形成严重尿频。

（2）血尿：前列腺腺体的血管受到增生腺体的牵拉，尤其是在膀胱强力收缩排尿时,加上受到尿液的冲击,容易出现血管破裂。排尿后若血流过度充盈,也容易使得血管破裂,出现血尿。严重者可出现血块,引起急性尿潴留。

(3)急性尿潴留:患者可因血块堵塞而导致急性尿潴留,也可以因为气候突变、过度疲劳、饮酒、性交或上呼吸道感染时诱发急性尿潴留。

(4)慢性尿潴留和肾损伤:慢性尿潴留是指膀胱排尿不尽,膀胱内残存一定量的尿液。随着病情加重,残存尿液增加,达到一定程度时膀胱失代偿,膀胱扩张,膀胱内压力增高,引发尿潴留。当膀胱内压力达到一定程度时,输尿管进入膀胱壁的活瓣作用消失,使尿液沿输尿管向上反流,由于压力作用使肾盂扩张、积水,严重时影响肾功能,甚至导致肾衰竭、尿毒症。

(5)尿失禁:膀胱内残存尿液过多,若膀胱内压力大于尿道的压力时,尿液就从尿道排出。这种情况也被称为充盈性尿失禁。

(6)其他并发症:长期的增加腹压排尿将促进腹股沟疝、脱肛、内痔等发生。并且前列腺增生影响患者生活质量时还容易引起或者加重患者高血压等心血管症状。

102. 前列腺增生有哪些治疗原则

前列腺增生症是老年男性的常见病。它的治疗应当是根据不同的病情选用不同的治疗方法(见图 3-8)。当前所用的治疗方法大致可以归为 3 类:药物治疗、理疗、手术治疗。前两种治疗方法用于轻症的患者。手术治疗适用于重患者,也就是药物治疗和理疗不能解决问题,病情给患者造成很大的痛苦的情况下才用。哪些患者属轻患者? 哪些患者是重患者? 确定这一问题要根据患者的症状与各项检查的结果综合分析。根据不同情况为患者制订具体的治疗方案。残余尿量大,尿流率低说明病情较重。尿潴留需要导尿,或反复需要导尿者,多需要手术治疗。有肾积水、大量残留尿,说明治疗已太晚,对患者的危害已经很重。如果验血会发现有些患者已经有氮质血症,大量尿素在血液中不能排出,说明病情已很危重,应当迅速进行积极治疗。根据不同的病情选用适当的治疗方法,也就是"辨证施治,对症下药"是治疗前列腺增生症治疗的基本原则,首先要确定的究竟是用药、理疗或手术,然后再考虑如果选用哪种药,用哪种理疗方法适合,该手术者选用什么手术方法最好。

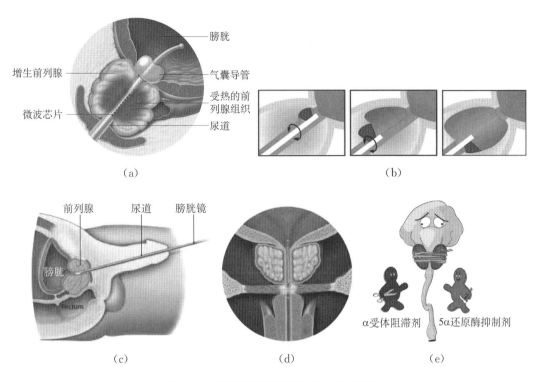

图 3 - 8　前列腺增生不同治疗方式的选择

103.　前列腺增生治疗目标有哪些

　　前列腺增生不仅严重影响患者的生活质量,也可以造成患者肾功能等的损害,甚至威胁生命。对于前列腺增生治疗目标来说,首先要控制患者因为前列腺增生所导致的梗阻而引发的一系列症状;其次,我们还需要防止因梗阻而导致的尿潴留、肾功能损伤等远期并发症;然后,对于逼尿肌功能改变引起的一系列症状也是我们的治疗目标,尤其是药物治疗更是如此,否则患者的下尿路症状将不能得到有效的缓解。

104.　前列腺增生都需要治疗吗

　　前列腺增生是老年人常见的疾病之一。男性前列腺从 35 岁左右开始出现增生,但一般到 50 岁以后才出现症状。在此期间是不需要治疗的。同样,部分男性在平时症状较轻,对日常生活没有影响,也可以经过专科医师评估后进行观察。我们可以利用国际前列腺症状评分表(IPSS)初步评估症状的严重程度,如果总评分小于 7 分,可以观察。但需要明确,此时的观察并不是放任不管,而是需要定期评估、复查。如果需要治疗了,就应该及时接受治疗,以免贻误治疗时机导致并发症发生。

105. 前列腺增生有哪些药物治疗

前列腺增生的治疗药物按照其作用机制可以分为 4 类,即 5α 还原酶抑制剂、α₁ 受体阻滞剂、植物提取物和 M 受体拮抗剂。

(1)5α 还原酶抑制剂:是一种合成 4 -氮类固醇激素化合物,为特异性Ⅱ型 5α 还原酶抑制剂,抑制外周睾酮转化为二氢睾酮,降低血液和前列腺、皮肤等组织中二氢睾酮水平。抑制前列腺增生、改善良性前列腺增生的相关临床症状。可以降低发生急性尿潴留的危险性。本品起效慢,长期用药效果更佳。目前临床使用的常用药物有非那雄胺和度他雄胺两种。

(2)α₁ 受体阻滞剂:α 受体阻滞剂可以选择性的与 α 肾上腺受体结合,并不激动或减弱激动肾上腺素受体,却能阻滞相应的神经递质及药物与 α 受体结合,从而产生抗肾上腺素作用。α₁ 受体主要分布于膀胱颈和前列腺,因此,α₁ 受体阻滞剂具有松弛膀胱和前列腺平滑肌的作用,可缓解良性前列腺肥大而引起的排尿困难症状。目前,市场中的 α₁ 受体阻滞剂有多沙唑嗪、坦索罗辛、特拉唑嗪,阿夫唑嗪、他赛洛多辛。

(3)植物提取物:有研究显示,植物提取物(普适泰)的疗效与 5α 还原酶抑制剂、α₁ 受体阻滞剂作用相当,且不良反应少。但植物提取物成分复杂,有效成分不明,缺少循证医学证据。

(4)M 受体拮抗剂:如得妥、舍尼亭和卫喜康,通过拮抗膀胱 M 受体,缓解逼尿肌过度收缩,降低膀胱的敏感性,从而改善前列腺增生患者的储尿期症状;可单独应用,也可以与其他药物合用。

106. 前列腺增生引起急性尿潴留如何处理

前列腺增生是导致我国老年男性患者急性尿潴留(见图3-9)的最常见原因,处理方法可归纳为以下几点。

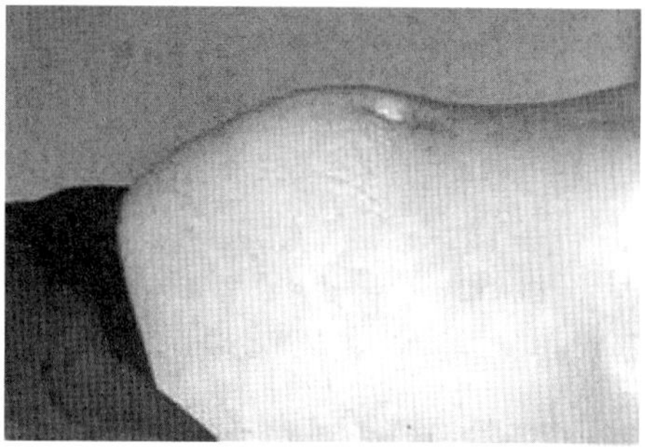

图3-9 前列腺增生引起急性尿潴留

(1)热敷:在下腹部膀胱区域热敷,能使尿潴留时间较短而膀胱充盈尚不十分严重的患者排出尿液。经这样处理后,使处于强烈收缩状态下的膀胱出口放松,以利于尿液通过。

(2)按摩:顺脐至耻骨联合中点处,轻轻按摩,并渐加压力,也促进尿液排出。如果是已行导尿治疗的患者切勿反复拉拽导尿管,以免损伤尿道黏膜。

(3)针灸:取穴关元、气海、中极、三阴交、阴陵泉,也可以帮助排尿。

(4)导尿:导尿可以保持正常的膀胱排空,改善膀胱壁血液循环,恢复膀胱黏膜合成黏多糖抵抗感染的作用。通过导尿将尿液放出后,导尿管可以继续保留几天,可防止急性尿潴留在短时间内反复发生,也可以避免反复插入导尿管从而引起不必要的损伤。导尿的缺点是置导尿管既有困难,也容易引起感染。

(5)膀胱穿刺:当导尿管插不进并且伴有严重的尿潴留,一时又无其他办法,在无可奈何的情况下,可临时采用膀胱穿刺放尿的办法。

(6)膀胱造瘘:对于重度急性尿潴留,在上叙应急措施不能解决问题时,应施行耻骨上膀胱造瘘术。当然这些只是应急的处理方法,只有彻底治愈引起急性尿潴留的疾病,才能从根本上解决尿潴留的问题。

107. 气囊扩张治疗是什么

尿道前列腺气囊扩张术是由尿道口插入四腔高压气囊导尿管,达到前列腺处后,高压气囊撑开前列腺部尿道,5天左右拨出尿管。期间建议患者心情放松,热水坐浴,忌烟酒,忌辛辣刺激食物;可以自行按摩理疗、微波热疗;也可以口服前列康,或者活血化瘀,清热利湿的中草药等。目前此种方法临床使用已较少。按照目前医疗水平,只有在特殊情况下,对于特殊患者,特别是身体情况较差,不能耐受手术的患者才考虑使用。

108. 去势治疗可用于前列腺增生

去势治疗一般用于治疗前列腺癌,但当前列腺增生症患者因年老体衰而不能切除前列腺时,切除双侧睾丸,有可能使增生的腺体缩小,缓解排尿困难甚至最终解除尿潴留。在 5α 还原酶抑制剂未问世前,曾被推荐为治疗前列腺增生的治疗方法。药物去势如诺雷德,也可用于前列腺增生症,只是药物昂贵难以普及。常用药有诺雷德,用法为 3.6 mg 腹部皮下注射,每 4 周一次。亮丙瑞林(抑那通)也是这类药物,通过抑制性激素释放激素而达到药物去势目的,用法为 3.75 mg,腹部皮下注射,每 4 周一次。

109. 保列治治疗前列腺增生是否能长期应用,能否停用

研究表明在使用保列治半年到一年可使前列腺体积减小 1/3,但如果停用 6 月,前列腺的体积又恢复到正常,所以,用保列治治疗前列腺增生应该长期服用,不可停用。

110. 保列治何时达到最佳效果

保列治属于 5α 还原酶抑制剂,可阻断双氢睾酮转化而抑制前列腺增生,缩小前列腺体积,缓解症状,增加尿流率,减少急性尿潴留,减少手术率和前列腺增生相关血尿的发生。保列治的远期疗效好,但单独使用起效较慢,需要持续服用 2～3 个月才有一定的疗效,而最佳疗效需在用药半年后才出现,并且停药后排尿困难等症状会复发,需长期维持用药。

111. 治疗下尿路症状有哪些药物

第一类：α肾上腺素受体阻滞剂。其作用原理是阻止神经传递介质肾上腺素和受体结合，能选择性地作用于前列腺及膀胱颈的平滑肌，降低其张力，使尿道平滑肌松弛，改善排尿受阻症状。这类药物起效快，一般用药3～5天，80％患者的症状会得到明显改善，但这类药物不能使增生的前列腺缩小，只是达到改善症状的目的。此类药物典型的不良反应是降低血压，有可能引起直立性低血压，还可能会引起心动过速、鼻塞等。主要药物有如下几种：特拉唑嗪、坦索罗辛和多沙唑嗪等。

第二类：5α还原酶抑制剂。如保列治，通过降低双氢睾酮的水平，达到治疗前列腺增生的目的。临床观察表明，应用保列治能缩小前列腺体积，增加尿流率，改善排尿受阻症状。但此类药物起效比较缓慢，最佳疗效需在用药半年后才出现，停药后症状会复发，维持疗效的话需长期用药。此类药物典型的不良反应是雄激素水平变化导致的乳房胀痛、勃起功能障碍等。

第三类：植物药。优点是长期服用不良反应较少，其中一类是植物类制剂，如保前列、护前列等，它们合成植物固醇，能干扰腺体的前列腺素合成和代谢，降低性激素结合蛋白浓度，又有利尿、杀菌、抗炎、减轻前列腺腺组织充血的作用，因而具有缓解前列腺增生症状的作用。另一类是花粉类制剂，如舍尼通，它们都是天然植物的花粉制剂，含有多种维生素、氨基酸、酶和微量元素，能抑制内源性炎症介质、收缩膀胱平滑肌、舒张尿道平滑肌、改善排尿症状，对前列腺增生有一定缓解作用，并有增强体质，改善食欲和睡眠等保健作用。另外，中医学中药治疗良性前列腺增生有许多独到之处。中医学认为前列腺增生多为湿热下注、痰血凝聚所致，故多采用清热通淋、活血化瘀的原则配伍用药，不良反应少，主要药物有前列康等。植物药作用较慢，适用于症状轻微的患者。

第四类：M受体拮抗剂。如得妥、舍尼亭和卫喜康，通过拮抗膀胱M受体，缓解逼尿肌过度收缩，降低膀胱的敏感性，从而改善前列腺增生患者的储尿期症状；可单独应用，也可以与其他药物合用，不良反应包括：口干、头晕、便秘及排尿困难。研究显示：残余尿大于200 ml应慎用，逼尿肌无力时不能应用，尿潴留、胃潴留、青光眼时禁用。

112. α 受体阻滞剂适应证

前列腺增生的治疗,医生经常采用两种药物,一是以保列治等为代表的 5α 还原酶抑制剂,另一种是以特拉唑嗪(高特灵)、哈乐、马沙尼等为代表的 α 受体阻滞剂。医生有时让患者服用 5α 还原酶抑制剂,有时则服用 α 受体阻滞剂,那这两种药物到底有啥区别呢?

保列治是可以缩小前列腺的药物,而 α 受体阻滞剂是降低前列腺内和周围肌性成分张力的药物,其作用不同。那么什么时候用什么该药呢?总的来说,对症状比较严重,而前列腺不是很大(体积小于 40 ml)的患者,可选用哈乐等 α 受体阻滞剂,而对于前列腺比较大(体积大于 40 ml)的前列腺增生患者,保列治为首选药。对于同时有严重不适主诉(如尿频、尿急),则可以短期加用哈乐等药物。

113. α 受体阻滞剂何时认定无效

α 受体阻滞剂治疗后数小时至数天即可改善症状,但 IPSS 评分的改善要再过 4～6 周后,如 1 月后无明显的改善,则不宜继续应用。

114. 如何服用药物治疗前列腺增生

对于症状明显者,未服用药物治疗,且暂无手术指证的患者,首选药物治疗。药物治疗主要有 5α 还原酶抑制剂、α 受体阻滞剂、M 受体拮抗剂、中药植物制剂和抗雄激素药等药物。

(1) 5α 还原酶抑制剂:5α 还原酶可使睾酮转化成活性更强的双氢睾酮。双氢睾酮具有极强的活性,促进前列腺增生。因此,5α 还原酶抑制剂可阻断双氢睾酮转化而抑制前列腺增生,缩小前列腺体积,缓解症状,增加尿流率,减少急性尿潴留,减少手术率和前列腺增生相关血尿的发生。5α 还原酶抑制剂远期疗效好,但单独使用起效较慢,需要持续服用 2～3 月。主要不良反应有阳痿、性欲降

低、射精障碍、乳房增生触痛、皮疹等。常用药有非那雄胺、度他雄胺等

（2）α受体阻滞剂：通过与膀胱颈口、前列腺和后尿道的α肾上腺受体结合，松弛前列腺平滑肌，从而改善良性前列腺增生症所致的排尿困难等症状。α受体阻滞剂起效快，服用24～48小时即可改善梗阻症状。由于α受体阻滞剂可扩张血管降低血压，极少部分患者可出现低血压引起的头晕、乏力、直立性低血压、心悸、心慌等不适。常用药有坦索罗辛、特拉唑嗪、多沙唑嗪等

（3）M受体拮抗剂：通过与膀胱黏膜上M胆碱受体结合，抑制膀胱频繁收缩，增加膀胱容量，治疗前列腺增生所继发的尿频、尿急或急迫性尿失禁症状。由于有增加尿潴留的风险，残余尿增多患者往往需要与α-受体阻滞剂等其他药物联合应用。此外，少部分患者有口干、便秘等不适。常用药物有托特罗定。

（4）中药植物制剂：我国具有悠久的中药历史，有很多中药和植物制剂均对前列腺增生有良好的治疗效果，但其治疗机理不明，这也限制了中药在国际上的推广和应用。

（5）联合用药：由于认识的误区和医疗资源的不足，很多患者往往不能及时就诊，出现尿潴留等严重症状时才就诊，此时单用某一类药物往往很难快速、长期有效控制症状，需要多类药物联合用药才能有效治疗。

115. 哪些情况下不需要服用药物

（1）对症状轻微（IPSS≤7），或中度以上症状（IPSS≥8）但生活质量尚未受到明显影响的患者，可定期门诊观察随访，无须药物治疗。

（2）长期服药无效并长期留置导尿管的患者，无须药物治疗。

（3）手术治疗后疗效理想的患者，无须药物治疗。

116. 服用雌激素能治疗前列腺增生

应用最广者为孕酮类药物，能抑制雄激素的细胞结合和核摄取，和抑制 5α 还原酶而减少双氢睾酮的形成。抗雄激素药使用一段时间后能使症状及尿流率改善，残余尿减少，前列腺体积缩小，但停药后前列腺体积又增大，症状亦复发，且近年发现此类药物可以加重血液黏度，增加心脑血管栓塞发生率。此外，黄

体生成素释放激素类似物对垂体有高度选择作用,使之释放黄体生成素(LH)及促滤泡生成素(FSH)。长期应用则可使垂体的这一功能耗尽,睾丸合成睾酮和双氢睾酮的能力下降,从而抑制前列腺增生。由于作用有效且不良反应明显,目前临床已基本不用雌激素类药物治疗前列腺增生。

117. 保列治和哈乐是否可以加量服用

临床上,经常会有症状严重和服药效果不佳的患者问医生能否将保列治和哈乐加量服用。保列治属于 5α 还原酶抑制剂,其主要不良反应为性功能障碍,在没有肝肾功能不全等禁忌证情况将药物加倍服用,的确可以提高疗效,且不会明显提高不良反应发生率,这一结论也得到了国外很多研究的证实。但患者不能自行盲目加量服用,毕竟正常推荐剂量更加安全,且得到了更多研究和临床应用证实。哈乐属于 α 受体阻滞剂,药物加量的确可以提高疗效,但低血压相关并发症发生率明显增多,因此大多数患者不宜加量服用哈乐。

118. 可多华有何特点

可多华主要成分为多沙唑嗪,是一种选择性的 $α_1$ 肾上腺素能受体阻滞剂,治疗良性前列腺增生症有良好的疗效。可多华口服吸收良好,生物利用度为 62%～69%,服药后 3.6 小时血浆浓度达峰值,峰浓度随剂量增加成比例提高。分布体积高、血浆清除率低,药物半衰期较长。在前列腺基质、包膜和近端尿道以及膀胱底部分布着高浓度的 $α_1$ 肾上腺素能受体,可多华能选择性、竞争地阻断神经节后 $α_1$ 肾上腺素能受体,使基质、包膜和膀胱颈部平滑肌松弛,可多华主要阻断肾上腺素能受体中的 A1 亚型,前列腺中 A1 亚型的 $α_1$ 受体占 70%以上,结合后能产生剂量依赖的前列腺松弛,抑制前列腺和下尿路平滑肌的张力,从而降低尿流阻力。在一项 900 余人参加的多个双盲、安慰剂对照临床试验显示可多华改善症状与尿流率优于安慰剂,最快 1 周内减轻症状,用药 2 年改善仍可维持。同时研究发现可多华可缩小前列腺体积,明显减轻刺激和梗阻症状,且提高最大尿流率。在同时伴有前列腺增生和高血压的患者,两种疾病都得到了有效的治疗,而血压正常患者服药后血压变化无显著意义。可多华对糖代谢、脂代谢均有有益的影响,对肾灌注、血尿酸、肺功能等无不良影响。因此,适用于肾功能损害、糖尿病、高脂血症、痛风及肺病患者。可多华应用的不良反应少,常见症状有头痛、腹泻、嗜睡和腹痛。

119. 高特灵有何特点

高特灵主要成分是特拉唑嗪,为选择性 α_1 受体阻滞剂,能降低外周血管阻力,对收缩压和舒张压都有降低作用。同时其可以选择地阻断膀胱颈、前列腺腺体内以及被膜上的平滑肌 α_1 受体,从而降低平滑肌张力,减少下尿路阻力,缓解因前列腺增生所致的尿频、尿急、排尿困难等症状。目前研究认为,良性前列腺增生(BPH)与 BPH 有关的症状涉及膀胱出口阻塞,它包括两个基本组成部分:①前列腺增大的结果;②前列腺和膀胱颈平滑肌紧张增加,导致膀胱出口的狭窄。越来越多研究发现,前列腺的大小与 BPH 症状的严重性或尿道阻塞的程度相关性不大,而与前列腺和膀胱颈平滑肌紧张增加的功能密切相关。平滑肌紧张是由 α_1 肾上腺素能受体的交感神经刺激作用介导的,该受体在前列腺、前列腺囊和膀胱颈中是丰富的。给予特拉唑嗪后症状减轻和尿流速改善与膀胱颈和前列腺中的 α_1 肾上腺素能受体阻断所引起的平滑肌松弛有关。因为在膀胱体中有相对少的 α_1 肾上腺素能受体,因此特拉唑嗪能够减轻膀胱出口的阻塞而不影响膀胱的收缩。长期临床医试验中,特拉唑嗪能够显著改善前列腺增生患者症状和尿流速最大值分数,提示特拉唑嗪使平滑肌细胞松弛。并且,阻断 α_1 肾上腺素能受体在血压正常的 BPH 男性患者中,特拉唑嗪的治疗并未引起临床上明显的血压降低作用,因此具有较好的安全性。

120. 中成药的效果如何

前列腺增生多发于 50 岁以上男性,症状主要表现为下尿路梗阻,并可因感染而加重,临床特点是排尿困难,小便频数,甚或尿闭。前列腺增生属中医学"癃闭""尿频""精癃"等的范畴。那么,中成药在治疗前列腺增生转给你的效果如何?

中医学认为,年老体衰、肾气亏虚是前列腺增生发病的基础,淤血、痰浊、湿热、败精是基本病理因素,劳累过度、情志刺激、外感六淫、饮食不节是常见的发病条件,本虚标实、肾虚血淤是其基本病机特点。前列腺增生的辨证,当以辨明标本虚实,分清其所属证型为要点。中医学治疗前列腺增生,应根据本虚标实、肾虚血淤这一基本病机特点,以补肾化气、活血化瘀为基本原则。在此基础上,依辨证结果之不同,标本兼顾,灵活变通,选用与之相适应的治疗方法。根据前列腺增生发病机制和临床表现的不同,中医通常将其分为肾阳虚衰型、肾阴亏耗型、淤积内阻型、肺热气壅型、湿热蕴结型、肝郁气滞型、脾虚气陷型 7 种基本证型进行辨证治疗。

目前临床常用的中成药有翁沥通胶囊、缩泉胶囊、癃闭舒胶囊等。翁沥通胶囊,清热利湿,散结祛瘀。用于证属湿热蕴结,痰淤交阻之前列腺增生症,症见尿频、尿急,或尿细、排尿困难等。缩泉胶囊处方为历代治疗肾元虚冷及小便失调之要方。温肾助阳,健脾益气,固精缩尿,顺气散寒。用于肾虚之小便频数,夜卧遗尿。癃闭舒胶囊,为补肾清热通淋剂,具有益肾活血,清热通淋之功效。主治肾气不足,湿热淤阻所致的癃闭,症见腰膝酸软,尿频,尿急、尿痛、尿线细伴小腹拘急疼痛。中成药在改善前列腺增生症上述证候中具有较好的作用。

121. 如何通过体育疗法预防前列腺疾病

男人的一生几乎都与前列腺疾病相伴,青壮年时易发生前列腺炎,据统计,我国 35 岁的男性占 31‰～41‰。其中又以慢性前列腺炎及前列腺痛最常见。中老年时易发生前列腺增生症和前列腺癌。前列腺癌随年龄增长发病率逐渐上升,目前在上海前列腺癌的发病率为泌尿系统的首位。但前列腺疾病也是可以预防的,尤其是体育运动对前列腺疾病起重要的预防作用。

体育锻炼可以使雄性激素有所转化,减少性冲动,有利于节欲;腹部、大腿和臀部的运动可以使前列腺得到按摩,促进前列腺组织的血液循环和淋巴循环,所以每日慢跑或快走 20～30 分钟对前列腺有良好的保健作用,最好达到微微出汗的程度;体育锻炼还能提高机体的免疫力和抗病能力。

缩肛法:有规律地收缩肛门,犹如对前列腺施行很好的按摩,可以促进会阴部的静脉血回流,使前列腺充血减轻,炎症消退。在有些情况下坚持缩肛疗法更佳,如每天晚上临睡前以及早晨起床的时候,躺在床上缩肛 50 次;大小便之后,紧接着缩肛 10 多次;性生活过后缩肛 10 次。缩肛时要用力,过后最好马上排尿。研究发现收腹提肛操对防治前列增生有很好的效果。具体做法是：随着自己的呼吸，吸气时收小腹缩肛门，呼气时放松，连续做 100 次，每天上、下午各做 1 遍，姿势不限。

有研究表明，适度的体育锻炼可保持内分泌稳定，调节免疫功能，从而降低前列腺癌发病的危险性。据《今日美国》最新报道，男性如果每天游泳 30 分钟，患晚期前列腺癌的可能性会大大降低。此外，游泳还能帮助前列腺癌患者更好地吸收药物，从而提高药物疗效，对神经功能紊乱和神经衰弱等症状也有一定的改善。建议大家每天进行 30 分钟游泳。因为，游泳能提高抗病能力，促进前列腺局部血液和淋巴循环，使前列腺液分泌更旺盛，有助于前列腺炎症的消退。而从事骑自行车和体操等运动强度相对较大的男性，患前列腺癌的概率要比前者高出 30％。这是因为，剧烈运动会造成前列腺充血、水肿，诱发前列腺疾病。因此，运动量的大小和运动强度都要适度，最好每天坚持半小时左右。运动强度的选择，需根据自己的习惯和年龄来调节，不要太剧烈，不宜做竞技类体育运动，如快跑等。

按摩保健：可以在临睡前行自我按摩，以达到保健的目的。操作如下：取仰卧位，左脚伸直，左手放在神阙穴（肚脐）上，用中指、食指、无名指 3 指旋转，同时再用右手 3 指放在会阴穴部旋转按摩，一共 100 次。完毕换手做同样动作。肚脐的周围有气海、关元、中极各穴，中医学认为这些穴位是丹田之所，这种按摩有利于膀胱功能的恢复。小便后稍加按摩可以促使膀胱排空，减少残余尿量。会阴穴为生死穴，可以通任、督二脉，按摩使会阴处血液循环加快，起到消炎、止痛和消肿的作用。除了穴位按摩对前列腺有益外。按摩如下部位有防治前列腺疾病的功能。①按摩小腹：两手叠按，右手在上，左手掌心放在小腹正中，顺时针方向按摩 100 次；②斜擦腹股沟：两手五指并拢，沿腹股沟向前下斜擦 100 次，有温热感为好；③仰卧骑车功：仰卧，两腿抬起，以骑自行车状蹬踏 100 次。

总之，合适的体育运动对前列腺疾病起到预防作用，青壮年男性和老年男性可以选择适宜的运动预防前列腺疾病的发生和进展。

122. 哪些情况前列腺增生需要手术治疗

中重度症状已影响生活质量，药物治疗效果不佳或拒绝接受药物治疗的患者，或出现以下并发症者应该行手术治疗：①反复尿潴留（至少在一次拔尿管后不能排尿或 2 次尿潴留）；②反复血尿；③反复泌尿道感染；④膀胱结石；⑤继发性上尿路积水（伴或不伴肾功能损害）。

123. 前列腺增生的手术方式有哪些

　　经典的外科手术方法有经尿道前列腺电切术（TURP）（见图 3-10）、经尿道前列腺切开术（TUIP）以及开放性前列腺摘除术（见图 3-11）。目前，TURP 仍是 BPH 治疗的"金标准"。作为 TURP 或 TUIP 的替代治疗手段，经尿道前列腺电汽化术（TUVP）、经尿道前列腺等离子双极电切术（TUPKP）、经尿道等离子前列腺剜除术 TUKEP）、经尿道激光手术（钬激光、绿激光、铥激光等。疗效肯定的激光治疗方式有经尿道钬激光剜除术（HoLEP）、经尿道激光汽化术、经尿道激光固定术 3 种，目前也应用于外科治疗。

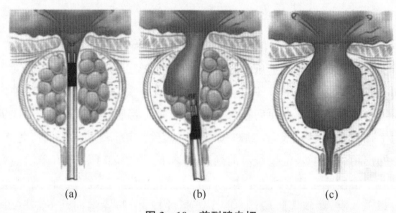

(a)　　　　　　(b)　　　　　　(c)

图 3-10　前列腺电切

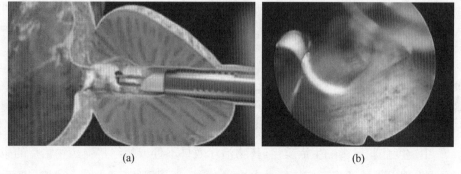

(a)　　　　　　　　　(b)

图 3-11　前列腺增生手术不同方式

124. 除手术和药物治疗外，还有哪些治疗方式

经尿道微波治疗（TUMT）（见图3-12）、经尿道针刺消融术（TUNA）、前列腺支架治疗、经尿道前列腺气囊扩张、经尿道电化学治疗以及射频、高能聚焦超声等治疗方法。

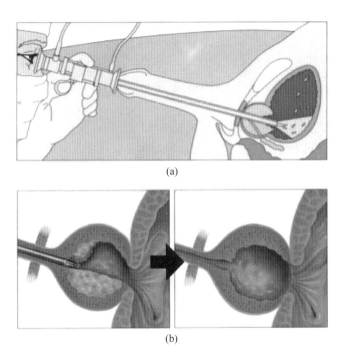

(a)

(b)

图 3-12　TURP

125. 什么是经尿道前列腺电切术

经尿道前列腺电切术（transurethral resection of the prostate，TURP）是一种治疗前列腺增生症的微创手术方法，是腔内泌尿外科应用最为广泛的技术之一，目前被认为是BPH手术治疗的"金标准"。利用电切设备直视下进入尿道，切除前列腺组织扩大后尿道通道，同时具备凝血功能，可解决BPH引起的膀胱出口梗阻症状。

126. 经尿道前列腺电切术有哪些衍生方式

随着医疗技术和医疗设备的发展,以经尿道前列腺电切术为基础,衍生出许多新的手术方式,主要包括经尿道前列腺等离子切除术、经尿道前列腺激光切除术、经尿道等离子剜除术、经尿道前列腺激光剜除术等各种新的手术方式。

127. 经尿道前列腺电切术围手术期注意事项

术前完善相关检查,包括血、尿常规检查、凝血时间、血生化、胸片、心电图检查等,了解患者的心脑血管、呼吸、内分泌及神经系统的功能状况;前列腺超声检查结合直肠指诊评估前列腺体积,尿流率及膀胱残余尿测定,必要时做尿流动力学检查,了解膀胱逼尿肌功能和膀胱出口梗阻程度;静脉尿路造影检查明确有无尿路梗阻和畸形;血PSA水平检测结合直肠指诊和前列腺超声,排除前列腺癌可能;除了解梗阻程度外,还需行血型测定以及配血;当有尿路感染时,应该做尿培养,适当给予抗生素,待感染控制后再行手术;贫血患者需要输血纠正贫血;慢性尿潴留、肾积水及肾功能不全者需留置导尿管持续引流膀胱,等待肾功能改善并稳定之后再择期手术。术后加强护理与营养,监测患者生命体征,复查血尿常规、电解质、肝肾功能等;术中和术后应根据患者的失血量、血压和血红蛋白的改变,适量补充循环血量,纠正低钠血症,防治休克的发生;严密观察膀胱冲洗液颜色,如有血块堵塞导尿管,应及时抽出,保持导尿管引流通畅;待冲洗液颜色完全变清时方可停止膀胱冲洗。术后加强水与电解质平衡方面的处理,鼓励患者多饮水、早日下床活动,预防深静脉血栓形成;对术前有尿路感染者,应及时给予有效抗生素,待感染控制后再行手术,术后亦使用广谱抗生素控制感染;操作电切镜的动作应轻柔细致,切割范围须准确可靠。

128. 经尿道前列腺电切术围手术期的并发症

①尿道损伤:多因操作不熟练,在放置电切镜过程中损伤尿道。②出血:可

分为手术当日出血和继发出血。③穿孔与外渗：由于对前列腺被膜形态辨认不清，切割过深，在高压冲洗下，膀胱过度充盈，大量液体经穿孔外渗。患者下腹胀满，为防止液体吸收过多，引起经尿道电切综合征，又称 TURS，应尽快结束手术。④经尿道电切综合征：TURS 是最为凶险的并发症，多因术中冲洗液大量吸收引起血容量过多和稀释性低钠血症为主要特征的综合征。⑤附睾炎：多在术后 1～4 周发生，出现附睾肿大、触痛，主要是尿道细菌逆行感染所致，一般应卧床休息，抬高阴囊，应用敏感抗生素治疗。⑥尿失禁：包括暂时性尿失禁和永久性尿失禁；永久性尿失禁目前无十分有效的治疗手段。⑦深静脉血栓形成和肺栓塞：老年人下肢静脉易形成深静脉血栓，术后长时间卧床都是促发因素。血栓脱落可引起肺栓塞，是患者术后死亡原因之一。主要是预防深静脉血栓的形成，包括术后多活动按摩腿部，尽量早日下床活动；对于出现胸痛、呼吸困难等疑似肺栓塞的临床表现时，应立即拍胸片，并请相关科室抢救治疗。⑧尿道狭窄。⑨性功能障碍：表现为逆向射精、无射精或性欲低下等。

129. 什么是经尿道电切综合征，如何预防

经尿道电切综合征(TURS)是 TURP 病情最为凶险的并发症，多因术中冲洗液大量吸收引起血容量过多和稀释性低钠血症为主要特征的综合征。临床表现为血压先升高，心率快而后变为血压下降心动过缓；肺水肿表现呼吸困难、呼吸急促；脑水肿表现头疼、烦躁不安、意识障碍；肾水肿表现无尿或少尿等。当出现上述临床征象时，应急查电解质，及时采取措施包括利尿、纠正低钠血症、吸氧，有脑水肿征象则予以脱水降颅压治疗。预防关键主要在于减少术中冲洗液的过量吸收，如冲洗压力不应过高，防止膀胱过量充盈，避免前列腺被膜穿孔，避免切破静脉窦(丛)，使用等温冲洗液，手术时间应限制在 90 分钟内完成，对特殊病例预防性使用利尿剂等。

130. 前列腺电切术术后尿失禁分为哪两类，如何预防

暂时性尿失禁主要原因包括前列腺窝局部炎性水肿，刺激外括约肌，加上术前就存在的膀胱问题，术中外括约肌轻度损伤等原因，使得外括约肌关闭失灵。

一般暂时性尿失禁可逐渐恢复。膀胱刺激症状即尿频、尿急等,明显的患者可以口服托特罗定治疗,加强盆底肌肉锻炼,利于恢复正常排尿。永久性尿失禁是由于术中切割过深,损伤了尿道外括约肌引起,表现为术后不能控制排尿,尤其是在站立位时,尿液不自主流出,经过 1 年治疗,盆底肌锻炼,仍不能恢复可基本确诊。

前列腺增生患者术前常规尿动力学检查:一是可明确膀胱出口有无梗阻,若膀胱出口无梗阻,也就不需手术治疗;二是可了解膀胱逼尿肌功能:BPH 患者是否有逼尿肌不稳定、膀胱逼尿肌收缩功能是否良好及膀胱顺应性是否正常。通过尿动力学检查可采取一定相应措施治疗:①逼尿肌不稳定:可用胆碱药物或平滑肌抑制剂或钙离子拮抗剂;②膀胱逼尿肌收缩功能很差,这样的 BPH 患者即使有膀胱出口梗阻,TURP 术后症状也可能得不到明显改善,可间歇导尿或长期留置导尿管引流尿液或经耻骨上膀胱穿刺造瘘等治疗,并且术中电切前列腺时要彻底,因残留的前列腺组织不易彻底止血,易引起感染,电切时不应超过精阜水平,以防损伤尿道外括约肌导致真性尿失禁。若外括约肌损伤者,如损伤较轻,可通过盆底肌肉功能锻炼,物理治疗等促进其恢复,损伤严重者,则需手术治疗。

131. 经尿道前列腺电切术术后如何快速康复

（1）术前系统检查并评估,严格把握手术适应证,让最应接受手术治疗且术后疗效好的患者接受手术。

（2）前列腺电切均为老年高龄患者,往往患有高血压、糖尿病、冠心病、脑梗死等基础疾病,控制好血压、血糖,使术前心肺功能处于最佳状态;根据每个人的心理素质等特点,告知患者手术流程和术后注意事项,让患者了解手术过程,减少恐惧焦虑情绪;术前戒烟、肠道准备和床上排尿指导,促进术后肠功能恢复。

（3）提高手术技能,术中彻底止血、尽可能完全切除所有腺体组织、使创面平整、避免前列腺外科包膜损伤、尽可能缩短手术时间,减少术中液体量的摄入,保持患者机体内环境的稳定。

（4）术后卧床、留置导尿和膀胱冲洗期间,患者可能会有轻微不适,可予以药物缓解,可嘱咐家属和护士帮助按摩四肢,观察并保持冲洗液通畅。

（5）术后合理恰当用药,给予消炎药预防感染,禁食期间确保足够的能量和电解质摄入;前列腺术后为高凝血状态,且均为老年患者,如无明显出血,慎用止血药避免血栓形成。

（6）患者通气后,尽早进食,少量多餐,以富含纤维和高蛋白食物为主,促进肠功能恢复和确保足够营养。确保患者大便通畅,必要时给予泻药和灌肠治疗。

（7）停冲洗后,嘱咐患者早期下床活动;多饮水,多排尿,以冲刷创面,减少手术创口感染,并减少术后尿道狭窄风险。拔除导尿管后,注意排尿通畅、血尿、排尿控制情况,及时调整药物。

132. 为什么前列腺手术后仍有尿频症状

多数患者行前列腺手术后尿频症状会有明显改善。但有少数患者即使接受了前列腺手术治疗,仍有尿频,尿频产生的原因除了前列腺增生以外,还涉及膀胱功能、神经系统的相关问题。如果患者由于膀胱功能异常导致的尿频,行前列腺手术治疗后效果欠佳;同样合并有神经源性膀胱的患者,行前列腺增生手术后,也仍有可能术后依然存在尿频症状;另外,由于合并糖尿病的老年患者日益增加,糖尿病本身以及其导致的神经损害也可导致尿频,故在前列腺手术后尿频症状仍然存在。

133. 为什么部分患者行前列腺增生术后仍有排尿困难

排尿困难的原因除了前列腺增生以外,还有尿道狭窄、膀胱逼尿肌功能低下、神经源性膀胱、尿道结石、盆腔脂肪堆积症等相关原因。前列腺手术主要是解除前列腺所致的排尿困难,对于其他原因导致的排尿困难效果不明显。除此之外,由于前列腺增生切除不彻底或切除过程中形成活瓣也会导致前列腺手术后仍有排尿困难。另外,由于前列腺手术局部组织水肿、切除的组织块堵塞等原因,也会导致术后仍有排尿困难。

134. 前列腺手术后尿常规检查有白细胞是尿路感染吗

前列腺手术后尿常规检查往往在持续存在白细胞,部分患者会比较紧张,以为发生尿路感染。其实,前列腺手术后,尿常规中的白细胞除了我们平时所说的尿路感染以外,还与前列腺手术导致局部非细菌性炎症相关。此时并非一定是尿路感染。多数人在术后 3～4 个月后会逐渐好转。当然,在此期间,由于前列腺腺窝缺乏尿路上皮覆盖,易于产生感染,故而需要多喝水,也可预防性口服抗生素。

135. 前列腺手术后尿常规检查有红细胞正常吗

前列腺增生手术后复查尿常规时会发现在红细胞,甚至会出现肉眼血尿。这种情况往往发生于前列腺增生手术后 3 个月内。由于前列腺增生目前多为经尿道的微创手术,身体表面没有手术创面,故而很多患者会把此手术当成没有创伤。但实际上,前列腺腺窝也存在手术创面,也会渗血,只不过比传统的开放手术出血减少很多。随着手术创面的愈合,尿常规中的红细胞会越来越少,直到恢复正常。

136. 经尿道前列腺电切术术后为何要保持大便通畅,如何保持

前列腺电切术虽然体表没有伤口,但前列腺窝内仍有创面,医生通过等离子或者激光将血管用电凝封闭止血,因此早期前列腺窝常有少量渗血。由于前列腺紧邻直肠,用力大便可使前列腺窝创面扩张,使创面焦痂脱落和血管扩张,从而突然大量出血,严重者血块堵塞尿道、填塞膀胱,需要急症手术止血和输血治疗。

因此,前列腺术后恢复期应保持大便通畅,术前和术后均应养成每天定时排便的好习惯,同时多吃一些粗纤维的食物。对于便秘患者,术前灌肠清洁肠道,术后服用泻药和使用开塞露辅助通便很有必要。

137. 为什么经尿道前列腺电切术术后鼓励多活动

和绝对多数手术一样,前列腺电切术后也应早期下床活动。适量的运动可以促进血液循环,提高心、脑、肺等机体功能,提高机体免疫力,减少长期卧床可

能引起的肺炎、血栓等并发症,降低心力衰竭、肺梗死、脑梗死等的发生率。

由于患者处于高凝血状态以及前列腺电切术的特殊性,术后活动要遵循循序渐进、因人而异的原则,以慢走、打太极拳等低强度运动为佳,不宜长跑、骑车等剧烈运动,结合每个患者的身体情况和恢复情况,选择合适的运动量。由于前列腺电切术后会有短暂、轻度尿失禁,可行提肛锻炼,一方面可锻炼尿道括约肌促进尿失禁恢复,另一方面提肛锻炼犹如对前列腺进行按摩,可促进会阴部和盆底的血液回流,使前列腺充血减轻和炎症减退,促进术后恢复。

138. 经尿道前列腺电切术最危险的并发症是什么,如何预防

前面已经了解到经尿道电切综合征(TURS)是前列腺电切术最危险的并发症。经尿道前列腺电切术由于需要使用葡萄糖作为冲洗液,电切时大量不含电解质的冲洗液进入静脉系统而引起血容量过多、血液稀释和低钠血症为主要特征的临床综合征,一般在手术接近完毕到术后数小时内出现,患者可出现血压和心率明显波动,呼吸困难、头痛、烦躁不安、恶心呕吐,甚至意识障碍。实验室检查显示血钠降低及血浆渗透压下降。

经尿道电切综合征的发生与前列腺包膜穿孔、前列腺周围静脉窦切开、冲洗液压力高,手术时间较长等因素有关。如果手术医师积极采取预防措施、早期发现、早期处理,一般都能有效控制病情。近年来,各种新技术新设备的发展成熟,以经尿道前列腺等离子双极电切术(TUPKP)和经尿道前列腺激光切除术为代表的术式已逐渐取代经尿道前列腺电切术(TURP)。这些技术由于使用生理盐水作为冲洗液,且切除更快更安全,发生 TURS 风险极低。

139. 前列腺增生患者饮食注意点

(1)前列腺增生患者要多吃新鲜水果、蔬菜、粗粮和大豆制品,这些植物富含粗纤维、微量元素、矿物质、植物性雌激素等,对前列腺均有保护作用。多食蜂蜜以保持大便通畅,适量食用牛肉和鸡蛋,多吃一些种子类的食物,如南瓜子、葵花子等。

(2)前列腺增生患者忌喝酒,特别是白酒,饮酒后会使前列腺充血水肿而导

致小便不畅,加重前列腺症状甚至尿潴留。黄酒、葡萄酒等对前列腺也有一定的刺激作用,因此也不宜多饮。

(3)前列腺增生患者不可吃太多辛辣刺激性食品,平时应忌食辣椒、辣油、咖喱、芥末、胡椒等。轻度的前列腺增生患者,因为辛辣食物可以使机体的湿热加重,使前列腺充血肿胀,影响排尿。少喝咖啡、少吃柑橘、橘汁等酸性比较强的食物,少吃辛辣肥腻之品,白糖以及精制面粉也是不能多吃的,生冷食物如冰激凌、冷冻饮料、棒冰、冰啤酒、冰西瓜等也最好少吃。

140. 经尿道前列腺电切术术后如何饮食

由于术中出血、围手术期禁食和手术应激消耗,前列腺电切术术后患者需要充足的能量摄入和全面的营养供应,以促进患者术后快速安全康复。同时结合老年患者的消化特点,前列腺电切术后应进食高维生素、高蛋白、易消化食物,少量多餐,确保能量易于摄取吸收,同时保证大便通畅。辛辣、生冷、刺激性食品可刺激胃肠道,引起术后胃肠功能不适,同时还会引起前列腺创面充血水肿,加强排尿刺激症状。因此,前列腺电切术后应禁辛辣生冷等刺激性食物。

141. 什么是经尿道前列腺电汽化术

经尿道前列腺电汽化术(transurethral vaporization of prostate,TUVP)工作原理是通过高功率的电流产生的热能使前列腺汽化而达到切割目的,因其汽化的同时凝固血管,故手术中出血较少,但汽化切割的速度较慢,故一般适宜较小的前列腺。近年来随着技术进步,一种铲状汽化电极的出现使得切除腺体的速度加快,可切除较大腺体,同时具备汽化封闭血管,出血少的优点,TUVP 的适应证、禁忌证、术前准备、手术方式、术后处理、并发症与 TURP 基本相同。

142. 什么是前列腺电化学治疗术

是我国自行开发的一种腔内介入方法,通过特制三腔气囊导尿管的阴阳极定位于前列腺，形成阴极、前列腺、膀胱内液、阳极之间的闭合电路，使前列腺局部变性、坏死、创面纤维化修复，造成前列腺尿道内腔扩大，达到解除或缓解机械性梗阻目的。电化学治疗具有操作简便、安全、微创、不需麻醉、并发症少、患者痛苦小、恢复快、费用低等优点，特别适用于老年体弱和高危不能手术的 BPH 患者。

143. 什么是前列腺微波治疗术

前列腺微波治疗术（transurethral microwave therapy，TUMT）是通过微波治疗仪将前列腺组织加热超过 45℃，使其发生凝固性坏死。这种手术可部分缓解前列腺增生患者下尿路症候群（LUTS），即：刺激症状（包括尿频、尿急、夜尿和尿痛）和梗阻症状（包括排尿无力、尿等待、尿线中断和排尿用力）。这种手术适用于药物治疗无效或不愿意长期服药而又不愿意接受手术的患者，以及伴反复尿潴留而又不能接受外科手术的高危患者。

144. 什么是前列腺针刺消融术

前列腺针刺消融术（transurethral needle ablation，TUNA）（见图 3 - 13）方法是通过穿刺针将前列腺组织加热至 100℃，而在针的周围形成凝固坏死，产生 1cm 以上的空腔。是一种操作简单、安全的治疗方法，适用于前列腺体积 < 75 ml，不能接受外科手术的高危患者，对一般患者不推荐作为一线治疗方法。

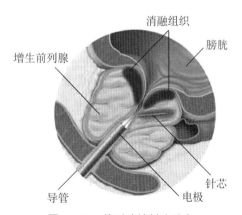

图 3 - 13　前列腺针刺消融术

145. 什么是前列腺支架植入术，其适应证及优缺点是什么

前列腺支架治疗（见图 3 - 14）是通过内镜在前列腺部尿道部位放置记忆

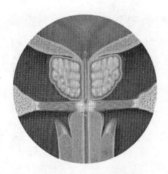

合金金属或聚亚安酯装置,扩大后尿道的方法,适用于高危、不能耐受其他手术治疗、非中叶增生的 BPH 患者。装入前列腺支架可以缓解 BPH 所致的下尿路症状,作为反复尿潴留替代导尿的一种方法。但疗效不显著,并发症较多,常见的并发症有支架移位、钙化、支架闭塞、感染、慢性疼痛等。

图 3-14 前列腺支架植入术

146. 中医有哪些方剂治疗前列腺增生

中医在治疗前列腺具有悠久的历史和宝贵的经验。通过不断的总结和创新,总结了很多疗效优良的中药方剂。常见中医方剂的有以下。

1) 湿热下注证

证候:小便频数,排尿不畅,点滴而下,尿黄而热,尿道灼热或涩痛;小腹胀痛,口苦而黏,或渴不欲饮;舌红,苔黄腻,脉弦数或滑数。

治法:清热利湿,通闭利尿。

方药:消淋汤:金钱草 30 g,海金沙 20 g,鸡内金 12 g,通草 6 g,木通 12 g,篇蓄 12 g,瞿麦 12 g,滑石 20 g,甘草 6 g,大黄 3 g,山栀 12 g,灯芯草 3 g,竹叶 12 g,石韦 12 g,泽泻 12 g,水煎服。八正丸、消淋丸口服。

2) 气滞血瘀证

证候:小便不畅,尿线变细或尿液点滴而下,或尿道闭塞不通,小腹胀痛;舌质紫暗或有瘀斑,脉弦或涩。

治法:行气活血,通窍利尿。

方药:化瘀利尿汤:丹参 30 g,当归 15 g,三棱 12 g,莪术 12 g,鸡血藤 30 g,沉香 6 g,石韦 12 g,滑石 20 g,橘皮 12 g,白芍 15 g,冬葵子 12 g,王不留行 12 g,郁金 12 g,甘草 6 g,水煎服。逐瘀丸、化毒丸口服。

3) 脾肾气虚证

证候:尿频不爽,排尿无力,尿线变细,滴沥不畅,甚者夜间遗尿;倦怠乏力,气短懒言,食欲不振,面色无华,或气坠脱肛;舌淡,苔白,脉细弱无力。

治法:健脾温肾,益气利尿。

方药:益气补肾汤:党参 30 g,黄芪 30 g,白术 12 g,黄精 15 g,甘草 6 g,当归 12 g,熟地 20 g,陈皮 12 g,升麻 12 g,牛膝 12 g,补骨脂 12 g,覆盆子 12 g,白茅根 30 g,灯芯草 3 g,水煎服。参茯丸、补肾丸口服。

4) 肾阳衰微证

证候:小便频数,夜间尤甚,排尿无力,滴沥不爽或闭塞不通;神疲倦怠,畏寒肢冷,面色㿠白;舌淡,苔薄白,脉沉细。

治法:温补肾阳,行气化水。

方药:补肾汤:附子 10 g,肉桂 6 g,龙眼肉 15 g,吴茱萸 10 g,姜黄 12 g,五味子 15 g,山茱萸 12 g,怀山药 30 g,牡丹皮 12 g,鹿茸 10 g,熟地 20 g,白茯苓 12 g,泽泻 12 g,金钱草 20 g,甘草 6 g,水煎服。补肾丸、壮元丸口服。

5) 肾阴亏虚证

证候:小便频数不爽,滴沥不尽,尿少热赤;神疲乏力,头晕耳鸣,五心烦热,腰膝酸软,咽干口燥;舌红,苔少或薄黄,脉细数。

治法:滋补肾阴,清利小便。

方药:滋阴补肾汤:知母 12 g,黄柏 12 g,熟地 20 g,山茱萸 12 g,怀山药 20 g,茯苓 15 g,丹皮 12 g,泽泻 12 g,生地 15 g,木通 12 g,覆盆子 12 g,芫蔚子 12 g,车前子 12 g,甘草 6 g,水煎服。知柏丸、珍珠丸口服。

147. 中医如何治疗前列腺增生

中医是我国的非物质文化遗产。前列腺增生或相关疾病,约属于中医的"癃闭"症。中医虽然没有前列腺增生的名称,但症状与中医文献中之纪录,早在2 000多年前(内经)之描述略同,对此症排尿情况及多变化,乃相当于中医之"癃闭"范畴。"癃"指小便不利,或点滴短少,"闭"指排尿闭塞,或点滴难出,塞而不通。中医治疗前列腺增生讲究辨证分型治疗:

(1) 中气不足型,症见有尿意而难解或点滴排出,甚至不通,腹重肛坠,尿色清白,面色萎黄,气短懒言,腰冷乏力,食饱胀,纳少便溏,舌淡苔白、体胖嫩。治宜补中益气,升清降浊。

(2) 肾阴亏耗型中医治疗前列腺增生,对于肾阴亏耗型前列腺增生,症见小便涓滴而下,淋漓不畅,甚至无尿,午后潮热,腰膝酸软,头晕耳鸣,口干咽燥,舌红少津,五心烦热,梦遗,舌红少苔。治宜滋阴补肾,化气利尿。

(3) 膀胱积热型症见小便点滴不通或频数短少,灼热黄赤,小腹急满拒便,大便秘结,口苦而黏,口干不欲饮,舌质红、苔黄腻,脉实而数。治宜清热泻火,利湿通闭。

(4)瘀积内阻型中医治疗前列腺增生时,对于瘀积内阻型症见尿细如线,尿流分叉,排尿时间延长,或排尿分几段排出,尿道涩痛,会阴憋胀,舌质紫暗,或有瘀斑、苔多腻或白腻,脉细涩。治疗这种前列腺增生宜行清阻化瘀,通利小便。

148. 如何诊断复发性前列腺增生

复发性前列腺增生是前列腺摘除术、经尿道前列腺电切术等方式切除前列腺后,病理为前列腺增生,且术后前列腺增生症状消失,但一段时间后患者前列腺残余腺体增生,并可再次引起排尿不畅等相关症状。复发性前列腺增生临床少见,首次手术时患者年龄较轻,年轻患者前列腺组织中腺上皮成分较多,增生腺体界限不清,腺体不容易完全切除,残留腺体细胞的机会增多,因此复发性前列腺增生多以腺体为主。复发性前列腺增生需排除前列腺术后合并前列腺癌可能。

149. 药物治疗对性功能有何影响

前列腺增生治疗药物包括五大类,其中5α还原酶抑制剂对性功能的影响最大,α受体阻滞剂其次,M受体拮抗剂和中药植物制剂对性功能尚无明确不良影响。

5α还原酶抑制剂(如保列治,安福达等):5α还原酶可使睾酮转化成活性更强的双氢睾酮,从而降低体内活性睾酮浓度,抑制前列腺增生和腺体功能,降低体内雄激素与雌激素比例。长期服用患者可能出现阳痿、性欲降低、射精障碍等性功能障碍。

α受体阻滞剂(哈乐,可多华,特拉唑嗪,必坦,桑坦等):通过与膀胱颈口、前列腺和后尿道的α肾上腺受体结合,松弛前列腺和后尿道平滑肌,从而改善良性前列腺增生症所致的排尿困难等症状,部分患者勃起功能会得到改善。正常性生活射精时,后尿道前列腺肌肉收缩,前尿道平滑肌松弛,从而正常射出精液。而服用α受体阻滞剂的患者后尿道平滑肌松弛,射精时后尿道无法正常收缩,导致精液逆行进入膀胱,从而引起逆行射精。不用恐惧担心的是,进入膀胱的精液可以随尿液排出,不会引起感染、结石和肿瘤等病症。

150. 前列腺增生慎用忌用的药物有哪些

临床研究发现,某些药物会诱发或加重前列腺增生症状,甚至引起急性尿潴留。那么,前列腺增生患者应慎用忌用哪些药物呢?

抗精神病药:如氯丙嗪(冬眠灵)、奋乃静、氟哌啶醇(氟哌醇),这些药可引起排尿困难。

抗抑郁药:如丙米嗪(米帕明)、多塞平(多虑平)乃阿米替林、氯米帕明等,这些药也会诱发尿潴留。

平喘药:如氨茶碱、茶碱、麻黄素及奥西那林(异丙喘宁)等,可导致排尿困难。

心、脑血管病用药:如普萘洛尔(心得安)、硝苯地平(心痛定)及维拉帕米(异搏定),可抑制膀胱肌收缩而发生尿潴留。

胃肠止痛药:如颠茄、阿托品、东莨菪碱(解痉灵)、山莨菪碱(654-2)、溴甲阿托品(胃疡平)、樟柳碱及奥芬溴铵(安胃灵)、溴丙胺太林(普鲁本辛)等,均会使膀胱逼尿肌松弛,造成尿闭症。

强效利尿药:如呋塞米(利尿灵)、依他尼酸(利尿酸)等,可引起电解质失去平衡,进而导致尿潴留。故有前列腺增生者应改用中效利尿药,如氢氯噻嗪(双氢克尿噻)、苄氟噻嗪,或用低效利尿药,如螺内酯(安体舒通)、乙酰唑胺等。

抗过敏药:如异丙嗪(非那根)、苯噻啶、乘晕宁、氯苯那敏(扑尔敏)、抗敏胺与阿扎他定、美喹他嗪等,均会增加排尿困难,可改用阿司咪唑。

其他如安他乐、异烟肼、美卡拉明、曲克芦丁(维脑路通)及中药枳实等,也可导致尿潴留。

前列腺增生者应预防感冒并禁酒,因目前常用的抗感冒药,很多含有氯苯那敏,服后会加剧病情;饮酒能使前列腺充血、水肿,引起急性尿潴留。

151. 服用 α 受体阻滞剂还要服用高血压药物

α受体阻滞剂可阻滞分布在血管平滑肌上的肾上腺素能受体,直接舒张血管平滑肌作用,使血管扩张,外周阻力降低,血压下降。非选择性的 α 受体阻滞剂既能治疗前列腺增生又能降血压。因此,前列腺增生合并高血压患者特别适合选用非选择性的 α 受体阻滞剂。但是否需要服用其他高血压药物,还得根据血压监测结果决定。如果血压控制良好,单用非选择性的 α 受体阻滞剂即可;如血压控制不良,则需加用其他降压药。由于多数前列腺增生患者并没有合并高血压,因此服用非选择性的 α 受体阻滞剂可引起血压过低,产生直立性低血压、头晕、乏力、嗜睡等不适。近年来,高选择性的 α 受体阻滞剂可只阻滞前列腺和后尿道黏膜上的肾上腺素能受体,通畅排尿而不降低血压,从而避免了上述并发症。因此,如不合并高血压,列腺增生患者应选用高选择性的 α 受体阻滞剂,并发症更少,更安全。

152. 前列腺增生患者为什么要每年检查一次 PSA、超声、直肠指检

　　研究已证实前列腺增生为一种缓慢进展的前列腺良性疾病,其症状随年龄增加而进行性加重,并出现反复血尿、反复尿路感染、膀胱结石、急性尿潴留、肾功能损害、癌变等并发症。因此,对于症状稳定的患者需要每年行一次血清 PSA、超声及直肠指检等检查,评估前列腺相关症状和生活质量,筛查前列腺癌发生。对于症状严重、进展迅速、PSA 异常、有异常结节的前列腺增生患者,需增加检查频度,并根据病情需要进一步行增强 MRI、前列腺穿刺活检等检查。

153. 前列腺手术对性功能有何影响

　　虽然前列腺电切术是微创手术,手术风险和并发症较开放性手术大大减少,但是不可否认,部分患者前列腺电切术后有性功能障碍,主要是阳痿和逆行射精。

　　控制阴茎勃起的神经是紧贴着前列腺外表面走行的。当电切刀在前列腺内部切割增生的前列腺组织时,因为离神经很近,所以电切刀的电流和热量可能会传导到上述神经,进而对神经造成损伤。如果损伤严重的话,患者就可能会发生阳痿,当然发生这种情况的概率还是比较低的,大约只有 5%。但也有研究发现,伴有组织学前列腺炎的前列腺增生患者行前列腺电切术后部分患者勃起功能(ⅡEF-5)评分较术前明显改善,也就是说术后性功能反而增强。

所谓逆行射精，就是性兴奋时，患者本人虽然有射精的快感，但是却没有精液从尿道排出，精液反而向体内逆行流入膀胱内。这种情况是由于前列腺切除后，后尿道的收缩关闭功能丢失，其发生的可能性相对较高，有报告显示，大约一半的患者会发生这种情况，其中部分患者可缓解。

综上，前列腺电切术对性功能可能会造成一定的影响。但是由于接受这种手术的患者多为老年男性，通常没有性需求和生育要求。手术前，医生都会将手术可能会造成的不良反应详细向患者说明，若患者不希望性功能受到损害，可以直接告诉医生，共同寻找最佳的治疗方式。

154. 前列腺增生患者如何预防急性尿潴留

（1）有前列腺增生症状、年龄＞50 岁的患者养成每年定期体检的习惯，根据症状严重程度、检查结果由医生制定最佳的治疗方案，并遵医嘱规律随访治疗。

（2）老年人身体适应调节能力下降，寒冷季节变化时容易引起上呼吸道感染等症状，治疗呼吸道感染的药物中有抑制排尿的作用，从而加重诱发急性尿潴留。因此，老年前列腺增生患者应注意保暖，增强体质，防止尿潴留。

（3）酗酒可使前列腺和膀胱颈部组织充血水肿引起尿潴留，因此应拒绝酗酒。

（4）辛辣生冷食物可引起胃肠道不适，引起痔疮、便秘等直肠刺激症状，刺激前列腺充血引起尿潴留，因此忌生冷刺激性食物。

（5）养成定期排尿习惯，憋尿引起膀胱过度充盈，老年患者膀胱逼尿肌代偿能力下降，过度憋尿引起逼尿肌失代偿而发生尿潴留。

（6）避免长期久坐、骑车等，长期久坐骑车使前列腺充血水肿，压迫尿道导致急性尿潴留。

（7）慎用可诱发尿潴留的相关药物，如东莨菪碱(654 - 2)，阿托品等。

（8）养成健康生活方式，锻炼身体，增强体质，饮食合理，养成良好排便排尿习惯，合理性生活。

155. 女性有前列腺增生吗

前列腺增生是中老年男性的常见病、多发病，但随着医学研究的进一步深入，发现女人也有"前列腺"。1950 年，德国妇产科医生 Glafenberg 发现两种现象：一是女性靠近尿道一侧的阴道前壁的前端有一个动情区，性兴奋时该区域增大，并向阴道内突出，在达到性高潮时又恢复正常大小；二是在性高潮时女性尿道可喷射出少许清凉的透明液体，这一现象至少在部分女性中可以见到。这一发现当时并没有引起人们的重视，30 年后由其撰写的著作使世人了解了 Glafenberg 当年的研究工作，并用 Glafenberg 名字的第一个字母来命名女性阴道内的这一性敏感区域，称为 G 点。

由于 G 点的位置与男性前列腺的位置相似，并在那里发现了前列腺样组织构成，这些组织通过开放于尿道的细小管道把含有前列腺酸性磷酸酶的分泌物排至尿道内，所以也有人把这一群组织称为女性前列腺。这些腺体在胚胎时期与男性前列腺同源，同时也受内分泌的影响与控制，由于没有持续男性雄激素的刺激而未发育。如果发生慢性炎症或结节性瘤样增生，导致膀胱颈部狭窄甚至梗阻，则会产生以排尿不适为主的一系列症状。临床上称之为"女性前列腺性闭塞综合征""女性前列腺肥大"或"女性前列腺残迹增生"。是否患有女性前列腺性闭塞综合征，可以通过阴道触摸膀胱颈部、膀胱镜检查、X 线膀胱逆行造影以及病理检查明确。

156. 前列腺增生患者能否过性生活

前列腺增生是老年男性的常见病多发病，给患者的生活和工作带来诸多不便。有不少患者会询问，前列腺增生会影响性生活吗？

前列腺增生症是良性增生，一般不会影响神经血管和内分泌功能，不会影响患者的性功能，而且有的前列腺增生症的患者还会出现性欲增强的情况。

前列腺位于膀胱出口处并包绕尿道，一旦发生增生便会压迫尿道，使膀胱内的尿液排出受阻。由于性生活会使前列腺充血肿胀，射精时膀胱颈部组织收缩防止精液反流，这都会进一步加重排尿梗阻症状。因此，严重前列腺增生者确实不宜有过多的性生活。

但前列腺增生患者一味禁欲，同样会因外生殖器敏感性增加，容易勃起而使前列腺反复充血，这对疾病也是不利的。

157. 前列腺增生术后患者能否过性生活

经尿道前列腺切除术只切除增生的前列腺组织,既不影响控制阴茎勃起的神经,又不影响阴茎的血液供应,因此,导致阳痿的可能性较少,但这种手术方法容易损伤膀胱颈部,可以引起逆行射精。

总之,前列腺切除术虽然可能给性生活带来一定的不良影响,但大多数患者经过一段时间的康复之后,性能力是能够恢复的,尤其是术前性能力正常的患者。而且,即使术后发生了逆行射精也不必有过多顾虑,性功能大多能恢复到术前的水平。为了防止精神心理因素所引起的前列腺切除术后的性功能障碍,在手术前让患者充分了解有关手术与性功能的医学知识。而且,手术后老人还要克服"人老了,又开了刀还过什么性生活"的消极心理,其配偶也不必过于谨慎,怕性生活影响康复而不与老伴配合,其后果反而会引起患者性功能逐渐减退,不但失去享受性生活的乐趣,也不利于健康与长寿。

158. 长期留置导尿的患者如何护理

(1) 防止泌尿系统逆行感染:保持尿道口清洁;每日定期更换集尿袋,集尿袋以及引流管的位置应该低于耻骨联合,防止尿液逆流;每3~4周更换导尿管一次,硅胶导尿管可酌情延长更换周期;每周定时做尿培养一次,及时发现感染;对于膀胱有感染者,选用合适抗生素膀胱冲洗,长期置管患者,建议多饮水。

(2) 保持留置导尿管通畅,妥善固定导尿管、防止导尿管及连接管扭曲折叠,观察尿液引流情况。

(3) 及时放出集尿袋中尿液,观察并记录 24 小时引流尿液的颜色性状和量。

(4) 鼓励患者多饮水,避免感染和结石。

(5) 训练膀胱反射功能,长期留置导尿管者,在拔管前应作间歇性夹管和引流,每3~4小时开放一次使膀胱定时充盈和排空。

(6) 集尿袋的位置应低于膀胱的位置,以免引起尿液的反流。

159. 为什么前列腺增生患者术后要留置导尿

前列腺的手术方式包括开放手术（耻骨上经膀胱前列腺摘除术、耻骨后前列腺摘除术及经会阴前列腺摘除术）和微创手术（经尿道前列腺电切术，等离子电切术，激光切除术）。目前，前列腺手术基本都是经尿道完成，属微创术，但术后也需常规留置导尿，原因如下：①留置导尿，保持导路通畅，以便术后持续膀胱冲洗，保持膀胱内积血及少量术后出血被及时冲出体外，避免膀胱堵塞的严重并发症。虽然目前新技术出血越来越少，但术后短期留置导尿对于预防意外发生有相当帮助；②经尿道前列腺手术体表无创面，但前列腺切除以后的窝面创口，留置导尿有利于减少窝面创口；③持续引流，保持膀胱低压，可以促进窝面创口恢复。④前列腺手术后，创面仍会出血或渗血，留置导尿及牵拉引流，可以止血和防止出血流到膀胱。

160. 为什么前列腺增生患者术后要膀胱冲洗

术后持续冲洗的目的是防治手术创面渗血形成血凝块，堵塞引流的导尿管，并可同时清除和引流膀胱内的血液、尿液，通畅引流，减轻疼痛和刺激，有利于膀胱功能和手术创面的恢复。冲洗的速度和时间视患者的具体情况而定，一般手术当日冲洗速度不应太慢，术后 1～2 天，冲洗液颜色逐渐变淡，即可停止冲洗。

161. 为什么前列腺增生术后还会有排尿不适、不畅

前列腺增生术后排尿不畅主要原因如下：一是前列腺增生造成梗阻的时间过长，膀胱已发生不可逆的病变。具体是，前列腺增生会引起膀胱颈部梗阻，为了克服排尿阻力，膀胱逼尿肌须加强收缩，同时患者需要加大腹压才能排空尿液，结果使得膀胱逼尿肌发生肥厚，出现膀胱小梁、小室，这些变化都会影响膀胱的正常排尿功能。二是电切手术创面可能产生的问题。如果患者有糖尿病或其他老年病，导致术后创面愈合不好，在炎性刺激的情况下，会进一步形成尿道瘢

痕性增生、狭窄，也会导致尿频、尿不净等症状无缓解。

162. 前列腺增生术后有血尿、白细胞尿正常吗

前列腺手术是将增生的腺体切除，留下前列腺外科包膜，所以手术后前列腺尿道部存在一个创面，膀胱内的尿液要不断经过前列腺创面排出体外，所以，前列腺术后创面修复时间比较长，一般需要 3～6 个月。在此过程中，因为创面没有完全恢复，就会不断有红细胞及炎性细胞渗出，因此，当我们检测尿常规时，报告中总会出现红细胞，白细胞，此种情况不用担心，属术后正常现象，只要患者没有发热，尿培养阴性，可适当口服抗生素，并多饮水即可。

163. 前列腺增生术后有哪些并发症

（1）尿道狭窄：尿道狭窄是留置气囊导尿管严重的并发症，术后除应用抗生素预防感染外，应保持患者会阴部清洁，每天用 1‰ 苯扎溴铵（新洁尔灭）或用 0.5% 聚维酮碘（碘伏）消毒尿道口，同时注意保持患者的床铺清洁。

（2）膀胱痉挛：前列腺手术后，部分患者可有膀胱痉挛症状，由于膀胱痉挛会引起出血，严重时可导致膀胱内大出血，其主要临床表现为强烈的尿液紧迫感，腹痛、腹胀以及当冲洗液流速减慢或暂停、引流颜色变深。当发现以上症状，应及时给予输液，内加用止血药和解痉剂。预防膀胱痉挛应注意如下几点：①保持膀胱冲洗液适当的温度，术后 24 小时内冲洗液的温度宜低。临床使用中发现，将生理盐水置 20～24℃ 室温中 24 小时后再行膀胱冲洗不易诱发膀胱痉挛；②术后 24 小时可适当减少气囊导尿管内的压力，以减轻对膀胱的刺激；③做好心理护理，与患者亲切交谈，让其了解膀胱冲洗的机制和作用，指导患者做深呼吸，嘱其听听轻音乐，以分散注意力和减轻疼痛感，待肠蠕动恢复后，鼓励患者多饮水，增加尿量，亦可减轻对膀胱的刺激。

（3）出血：前列腺增生术后早期出血是尿道前列腺电切术后常见的并发症，若患者出血量多，会出现膀胱胀、血压下降、脉搏增快等症状，严重时可出现休克。家属如发现引流颜色为深红色，伴有小血块，经挤捏引流管仍引流不畅时，应及时通知医护人员相关处理。

（4）压疮：家属应该每隔 2 小时给患者翻身 1 次，翻身时动作要轻柔，避免拖、拉、推动作，以减少对皮肤的摩擦，背部及骨突出部可垫软枕，及时更换脏、湿的床单、衣裤，保持皮肤清洁，预防压疮发生。

（5）心血管疾病：因患者年龄大，心血管功能差，而术后又需较长时间卧床，活动量少，血流缓慢，很容易形成血栓。术后严密监测心率、心律变化，鼓励患者在床上多活动，定时协助患者翻身，嘱患者早期下床活动，以预防发生血管栓塞性疾病。

（6）呼吸道感染：老年男性，特别是有吸烟史及慢性呼吸道疾病患者，呼吸道功能均较差，加之手术时间长，术后膀胱冲洗、换药等较多地暴露身体而受凉，极易合并呼吸道感染。因此，术前应该做好呼吸道准备，戒烟及治疗呼吸道疾病；术后加强抗感染，雾化吸入，鼓励患者咳嗽、深呼吸等治疗及预防措施。

（7）肺栓塞：肺栓塞最常见的栓子来自下肢深静脉，约占 95%。因此，现在普遍认为肺栓塞实际上是下肢静脉系血栓的并发症。针对前列腺术后患者易发肺栓塞的特点，需要进行以下预防措施：①术中双下肢缠弹力绷带，腿架上垫海绵抬高小腿，以促进血液回流，减轻静脉损伤；②加快电切速度，缩短手术时间，减少手术创伤；③术中有效止血，术后不用止血药物，术后第 2 日应用活血化瘀药物；④术后即嘱家属被动抬高患者双下肢 20°～30°角，下肢远端高于近端，尽量避免膝下垫枕，过度屈髋影响静脉回流，按摩腿部比目鱼肌和腓肠肌，活动跖关节、踝关节、膝关节。麻醉消失后鼓励并督促患者在床上主动屈伸下肢，做踝关节的屈伸运动，足的内、外翻转运动和由屈、内翻、伸、外翻组合而成的"环转运动"。

（8）尿失禁：可分为暂时性尿失禁和永久性尿失禁。暂时性尿失禁是由于前列腺切除后前列腺尿道部空虚及内括约肌长期废用性引起，一般加强提肛锻炼会恢复的；永久性尿失禁是电切时损伤了外括约肌，一般需要做球部尿道悬吊术。

（9）尿路感染和附睾炎，尿路感染少见，表现为严重的尿路刺激症状，尿常规检查白细胞很高。附睾炎是由于逆行感染引起的，附睾肿大，触痛，可给予抗感染治疗。

164. 前列腺增生术后排尿不畅考虑哪些因素

前列腺的手术方式包括开放手术（耻骨上经膀胱前列腺摘除术、耻骨后前列腺摘除术及经会阴前腺摘除术）和微创手术（经尿道前列腺电切术，等离子电切术，激光切除术）。目前，前列腺手术基本都是经尿道完成，属微创术。不管是微创手术，还是开放手术，前列腺术后拔管早期，部分患者会伴有排尿不畅的感觉，但这种感觉一般是短期的，究其原因，有如下几点：①不管是微创手术，还是开放手术，前列腺术后早期创面未完全修复，表面不平整，因此影响排尿通畅程度；②前列腺组织块、血块、坏死组织堵塞了尿道；③前列腺术后早期伤口表面的炎性渗出，当尿液经过创面时，会给创面带来刺激症状，从而影响排尿的通畅程度。另有一部分患者，术后排尿畅，3～4周后排尿不畅，一般考虑尿道狭窄或膀胱颈挛缩所致。

165. 前列腺增生术后尿道狭窄好发因素、部位、时间

前列腺增生术后尿道狭窄好发因素包括感染、手术创面修复、器械因素、术者手术水平以及个人体质因素等。一般情况下，尿道狭窄好发于尿道外口、膀胱颈部及尿道膜部。一般尿道狭窄在术后1～3个月期间最容易发生。因此，当术后再次出现排尿困难等症状时，首先考虑到尿道狭窄，及时就医。

166. 前列腺增生术后尿路感染

前列腺术后创面修复一般需要1～3个月，在此过程中，会不断有红细胞及炎性细胞渗出。但如果有明显的尿路刺激症状，或伴发热，考虑前列腺术后尿路感染，可适当口服抗生素，并嘱咐多饮水；如果明确细菌感染，要根据培养结果选择敏感抗生素；另外，要排除引起感染的相关性因素，比如尿道狭窄，膀胱颈挛缩等。

167. 为什么前列腺增生要早期治疗

随着人口的老龄化，上海已进入老龄化社会，前列腺增生是老年男性最常见的疾病之一，其最早表现为尿频、尿急和夜尿增多，随后缓慢进展为排尿困难，甚至尿潴留。许多老年人因为尿频尿急而不敢外出、旅游，窝在家里成了"宅男"，严重影响老年人的生活质量和幸福指数。

许多老年人认为排尿不畅是老年人的正常表现而不予重视,不去就医,以至发展到尿潴留而不得不行导尿、手术治疗等。也有一些老年人排尿困难很严重,已达到手术治疗的指征,但是仍不去做手术,而仅以吃药来得到心理安慰。拖到最后药物治疗也没有效果,同时也丧失了手术治疗的最佳时机,不得不终身留置导尿。还有一些老年男性发展到尿潴留、膀胱结石、大出血等,最后迫不得已接受微创手术,但是由于长期的梗阻,导致膀胱收缩和舒张功能减退,手术虽然去除了增生前列腺的阻碍,但术后仍会有尿频、尿急,甚至排尿不畅,患者会误认为是医生手术做得不好。更严重者梗阻导致严重的肾功能损害,术后肾功能较难恢复,且易并发肾功能不全和尿路感染等。

目前,无论前列腺增生的药物和手术治疗都有很好的效果;微创治疗方面,主流技术是等离子电切术和激光前列腺汽化切割,两者效果都比较好,且安全、成熟、创伤小,手术对老年人的影响很小。因此当中老年男性出现前列腺增生的症状时,应及早治疗,一是提高了自己的生活质量,二是手术后恢复的效果较佳。

168. 前列腺增生术后需要定期检查吗

前列腺增生手术虽为微创手术,但仍有前列腺窝创面,这个创面为腺体纤维组织而非上皮组织,且被尿液持续浸泡,因此创面愈合慢。大多数研究表明前列腺术后创面完全愈合需要 3～6 个月,糖尿病、营养不良等高龄患者可能愈合时间更长。在创面未完全愈合之前,容易出现血尿、尿频、尿急、排尿不畅、尿失禁等不适。因此,术后初期每 2～4 周需复诊一次,了解排尿通畅、尿线粗细、尿控、血尿等情况,评估 IPSS 评分,复查尿常规,并根据检查结果调整术后用药,促进术后尽快恢复,减少术后并发症。

创面完全愈合后,患者症状趋于平稳。但前列腺电切术远期有尿道狭窄、残存腺体增生和前列腺癌变可能,因此每年至少一次复查 IPSS 评分、尿流率、B超、尿常规、肛门指诊、PSA 等检查。

169. 中药对前列腺增生有预防和治疗作用

中医中药是我国的宝贵资源,拥有悠久历史,博大精深,源远流长。中医的标本兼治、内外同治等理念更符合当代预防为主、微创、个体化治疗策略。中医学认为,前列腺增生的基本特点是身虚标实,因此可以使用一些活血化瘀药和益气补肾之品。在动物实验中发现中药可以让前列腺重量及体积缩小,可以直接对抗外源引起的大鼠睾酮水平升高或下降,一边调节机体性激素逐步达到正常水平。有的中药还可以抑制大鼠前列腺上皮细胞的有丝分裂。还有些中药可以活血化瘀,改善患者体内前列腺局部血液循环。可见,中药治疗前列腺增生症还是有效果的。但中药治疗起效慢、疗程长,需要患者长期应用,短期内并不能缓解前列腺增生带来的痛苦。另外,很多中药的作用机制尚不明确,潜在不良反应尚不完全清楚,这也限制了中医中药在国际上的推广应用。在肯定中药疗效的同时,也不能滥用中药。很多患者认为中药源于天然,自然安全无毒,实则不然,临床上经常遇到滥用中药导致肝肾毒性甚至肝肾功能衰竭的患者。

170. 保健品对前列腺增生有预防和治疗作用吗

近年来,我国经济飞速发展,人民生活水平越来越高,人们对健康的需求越来越高,保健品市场也由此发展得如火如荼,保健品广告铺天盖地。由于"病急乱投医"的心态,面对纷繁杂多的保健品及其广告宣传的诱惑,不少消费者在购买保健品时存在一定的盲目性。与此同时,保健品被广泛认为是一种营养品,抱着"多吃没害处"的想法,盲目服用保健品的消费者不占少数。

由于保健品不是药品,疗效没有经过严格的临床验证,安全性没有在动物和人体经过严格评估,缺乏严格的监察管理,同时保健品市场的准入门槛较低,非法添加现象时有发生,产品质量良莠不齐。如果滥用、不恰当使用或过量使用保健品不但不能治病,反而会造成新的病症。截至目前,国内外尚无保健品被研究证实能预防和治疗前列腺增生。

171. 前列腺增生四大误区

前列腺增生是老年男性的常见疾病,前列腺一般在男性 40 岁开始发生增生的病理改变,50 岁后出现相关症状。年老和雄激素是导致前列腺增生的两个最重要的因素。但随着人们生活水平的提高、人均寿命的延长,尤其是我国已步入到老龄化社会,这种疾病的患病人数日益增多。然而,人们对这种疾病的发生及其对机体的危害不甚了解,甚至存在种种认识误区。

前列腺增生四大误区之一:人老了排尿不畅是"自然现象"。当有前列腺增生时,增生的前列腺就会压迫尿道,导致排尿阻力逐渐增加。长此以往就会出现排尿困难等一系列症状,使得有人认为排尿不畅就像人老了,头发灰白、眼睛发花、牙齿脱落一样,是一种"自然现象",无须治疗。其实前列腺增生不治疗的话,会逐渐加重,可能会并发感染、结石、尿潴留,更严重的甚至会损害肾功能,引发尿毒症,必须高度重视。

前列腺增生四大误区之二:是前列腺增生治与不治都一样。其实前列腺增生症的危害不仅仅表现在排尿不畅、夜尿增多、出行不便、休息不好、生活质量下降等。由于患病是一个长期慢性的过程,因此对泌尿系统本身及机体的各系统危害较重,而且会导致多种并发症,甚至危及生命。前列腺增生非常容易合并泌尿系感染、膀胱结石、血尿、尿潴留、膀胱憩室、膀胱肿瘤、肾功能不全及心脑血管系统疾患或导致原有内科疾患加重,所以不能小觑它的危害,应引起高度重视。

前列腺增生四大误区之三:认为前列腺增生没好法子治疗,也就索性不治了。很多老年人得了前列腺增生症,却不知道应该选择哪种治疗方法。听别人说,药物治疗时间长、费用贵,而手术治疗风险大、太遭罪,于是就不主动寻求甚至放弃治疗了。其实,前列腺增生治疗并不可怕。前列腺增生治疗得选对时机,从治疗及功能恢复的角度讲,越早接受治疗效果越好。对于前列腺增生的治疗应根据增生的程度及临床症状表现,早期可以追踪、观察,采用药物治疗的方法。药物治疗方面,保列治效果较为肯定,长期服用可使腺体缩小。如果出现下列情况之一或多个的患者还可以行腔内手术治疗:慢性尿潴留并发尿路梗阻、肾积水、氮质血症(即血中的尿素氮或肌酐等非蛋白氮超出正常范围);急性尿潴留或反复尿潴留(见图 3 - 15);残余尿量超过 60 ml;难以治愈的反复尿路感染;前列腺静脉出血;膀胱结石或肿瘤;梗阻症状明显而药物治疗效果差等。激光及等离子电切是目前效果最好的微创治疗手段,出血少,效果佳。前列腺增生只要早诊断、早治疗,还是可以取得非常良好的疗效的。

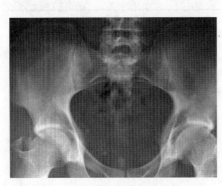

图 3 - 15 前列腺增生引起尿潴留

前列腺增生四大误区之四:前列腺增生症根本无法预防。这是由于对前列腺增生疾病知识缺乏造成的认识错误。如果生活上调理得当,是可以延缓其发生或阻止其发展的。如生活中应尽量注意饮食清淡、营养丰富,少吃辛辣食物,多吃蔬菜、水果,多饮水,不饮酒,尤其是白酒,避免久坐,保持正常的排尿习惯,尤其不要憋尿,有规律的性生活,避免不洁性生活,慎用药物如抗胆碱类药阿托品、颠茄片等,对前列腺增生的预防都会起到很好的作用。

172. 中老年人血尿莫大意

健康人的尿中通常不含或偶尔含有极少量的红细胞,尿中红细胞异常增多称为血尿。尿中血少时尿色正常,仅在显微镜下能见到红细胞,称为显微镜下血尿;尿中血多时尿呈血红色,称为肉眼血尿。50 岁以上的人发生血尿,尤其是突然发生的无痛性血尿,最容易被人忽视,因血尿消失后,患者总以为病也好了。事实上,这种间歇性、无痛性血尿,稍有贻误,就会失去最佳有效治疗时机,应该及时就医查明原因。

造成血尿的疾病有很多种,中年、老年血尿患者的病因不完全相同。40～60岁的患者中,男性以膀胱肿瘤、肾或输尿管肿瘤为常见,女性以尿路感染、结石、膀胱肿瘤为常见。超过 60 岁的患者中,男性以前列腺增生、前列腺癌、尿路感染最为常见,女性以膀胱肿瘤、尿路感染最为常见。此外,女性患者还需要注意是否将阴道出血误认为血尿。血液系统疾病,如白血病、特发性血小板减少性紫癜等引起全身凝血功能异常时,也可出现无痛性肉眼血尿;一些长期服用阿司匹林、波立维等抗凝药物的患者出现血尿时,需要检查血尿是否是受到了抗凝药物的影响,可以暂时停止服用抗凝药或减少抗凝药物的剂量来观察血尿变化;还要区分是否为假性血尿:虽然尿为红色,但经过显微镜检查尿中并没有红细胞。如果服用酚酞、利福平等药物,或者食用甜菜、富含色素的食品后均可出现假性血尿这种情况。

通常,大多数血尿与泌尿生殖系统疾病有关。常见的有泌尿系感染、结石、前列腺疾病、肿瘤、创伤等。多数血尿患者还常伴有其他症状,如急性膀胱炎、尿道炎等泌尿系统感染引起的血尿常伴有尿频、尿急和尿痛等膀胱刺激症状;泌尿系结石导致的血尿通常伴有急性腰部绞痛等。

少数患者在没有明显诱因的情况下突然出现肉眼血尿,但又没有疼痛等其他表现时,在临床上称其为"无痛性肉眼血尿",多见于老年患者,并且通常被视为泌尿系统肿瘤的重要警示信号，所以尤其要加以重视。老年人是肿瘤的高发人群，好发的泌尿系统的恶性肿瘤包括膀胱癌、肾癌、输尿管癌、前列腺癌等。其中膀胱癌是头号杀手，表现为排尿全程都有肉眼血尿，特别是当排尿到最后时，血尿还会有所加重。正是因为这样，所以我们应该特别重视无痛性血尿。而且有时这种血尿不经治疗也可暂时消失，表现为血尿发生呈间歇性，时有时无。每当血尿消失后，患者总以为"病"也消除了。事实上，这种间歇性、无痛性血尿，往往是泌尿系统恶性肿瘤的重要临床表现。血尿一旦突然加重，常常已是肿瘤的晚期。据统计，在间歇性无痛性血尿患者中，膀胱癌几乎占 50%，肾癌占 40%。而这类肿瘤大多发生在 40 岁以上的中老年人身上。当然，并非所有的间歇性无痛性肉眼血尿都是由恶性肿瘤引起的，患者不必恐慌，需要在医生帮助下具体分析原因。

前列腺增生症是老年男性最常见的泌尿系统疾病，前列腺增生病程较久时，也可以出现无痛性血尿，但常伴有排尿不畅、起夜多等下尿路梗阻症状。前列腺是个富含血管的器官，增生后的前列腺血管更加丰富，排尿时前列腺不断地受到尿液的冲击，加上尿道括约肌、盆腔肌肉的挤压，导致前列腺内的血管破裂，从而出现血尿。但由于前列腺增生而引起的较多量出血并不多见，大多数还是镜下血尿。此外，前列腺增生病程较长时，多并发膀胱及后尿道的慢性炎症、膀胱结石等，也可以引起血尿。极少数患者会出现大出血，可能需要急症手术。

因此，人到中年，当出现血尿时，尤其是发生无痛性血尿时一定要保持高度警惕。从出现第一次血尿开始，就应该查明原因，千万不能拖延。

173. 前列腺增生合并高血压怎么用药

随着老龄化社会的到来，前列腺增生发病率日益增加，同时合并高血压疾病的前列腺增生患者也越来越多。对于此类患者，又要吃前列腺增生的药物，又要吃治疗高血压的药物，往往比较苦恼。其实，治疗前列腺增生的药物中有一类药物可以一举两得，它就是 α 受体阻滞剂。这类药物既可以改善前列腺增生症状，又可以起到降低血压的作用。目前国内常用的 α 受体阻滞剂有特拉唑嗪、多沙唑嗪等。特拉唑嗪是最早使用的 α 受体阻滞剂，作为较为稳定和安全，肾功能损伤患者无须改变推荐剂量；对于血压升高者，特拉唑嗪有降低血压作用，而对血压正常者降压作用不明显；所有使用特拉唑嗪患者的晕厥发生率低于 0.5%。

因此,对于这类患者,可以选择 α 受体阻滞剂进行治疗,就可以达到既不需要增加药物、又可以同时治疗前列腺增生和高血压的目的。

174.　尿频就是尿路感染吗

谈到尿频,许多患者往往首先想到的是尿路感染,其实尿频只是一种泌尿系统疾病的常见症状。多种原因均可引起尿频,特别是老年人尿频,不一定是尿路感染在作祟。尿频,是老年人常见的症状,对于老年男性患者,最常见的导致尿频的疾病是前列腺增生症。前列腺增生最早出现的症状就是尿频,主要表现为夜尿增多,影响休息和睡眠。当然其他疾病也可能导致尿频,例如膀胱癌、神经源性膀胱等。可见,老年人尿频并不一定是尿路感染,只有分清病因,针对性治疗,才能达到满意的治疗效果。

175.　为什么说给前列腺"减肥"要趁早

很多前列腺增生患者,容易陷入一种误区,认为出现良性前列腺增生的症状是一种生理老化的现象,而不是疾病。现实生活中,只有大约 1/3 的患者会去求诊,许多中老年男性往往到了疾病晚期,甚至出现尿潴留或尿失禁,导致肾功能障碍才去医院求诊,错过合理治疗良机,甚至危及生命。其实近年来,随着医学进步,需要手术治疗的前列腺增生患者已大大减少,当出现轻微的排尿症状时,可以通过自我调整饮食及改变生活习惯或辅助必要的药物治疗,使症状减轻或消失,使前列腺体积缩小达到给前列腺"减肥"的目的。如果经过上述处理,排尿障碍仍无改善,就应请教医生使用药物治疗,必要时手术治疗。

176.　前列腺增生药物治疗需要服药多少时间

大家都知道糖尿病、高血压病需要终身服药治疗,但对于前列腺增生,许多患者都以为只要把症状控制好了就可以停药了,也有些人认为通过药物治疗可达到根治的效果。其实,前列腺增生是一种终身性的疾病,虽然有些药物可使前列腺暂时性缩小,但停药后仍会反弹。事实上,前列腺增生的药物治疗是一项长期的治疗,甚至接受了手术治疗的患者中,也有部分患者仍然需要口服药物治疗。这也是所有老年疾病的共性,都是不可逆的,只能缓解症状,延缓发展,而不能根治。

177. 前列腺增生手术后还需要复查前列腺特异性抗原吗

许多前列腺增生患者觉得做了前列腺增生手术后就没有前列腺问题了。其实,前列腺增生的手术主要是切除增生的腺体,前列腺包膜仍然存在,还有部分腺体会残留,这些前列腺组织正是容易产生前列腺癌的部分。所以说前列腺增生手术并不能预防前列腺癌的发生。因此,前列腺增生手术后仍然需要定期复查前列腺特异性抗原,如果出现前列腺特异性抗原升高,则应特别当心前列腺癌的发生。

178. 前列腺增生手术后还会再发生增生吗

前列腺增生手术后,许多朋友就会觉得万事大吉了,今后不会再受前列腺增生问题的困扰了。其实,前列腺增生的手术主要是切除增生的腺体,还有前列腺包膜及部分腺体不能切除。随着时间的延长,这些腺体还可能再次增生,导致前列腺增生症状。尤其是相对年龄较轻的大体积的前列腺增生患者做完前列腺增生手术后,更容易再次出现前列腺增生并导致出现相应的症状。当然,由于前列腺增生的速度并不快,所以大部分患者不必过于担心。

179. 前列腺增生手术后尿频症状都能改善吗

尿频是困扰前列腺增生患者的最主要症状,不仅导致患者不愿外出,还严重影响夜间休息。对于大部分前列腺增生患者来说,前列腺手术后,尿频症状会得到明显改善。但对于部分患者,由于治疗不够及时,前列腺增生已经导致膀胱功能改变,出现膀胱小梁等改变,手术只能达到解除尿道梗阻的目的,而对于尿频症状改善则需要长时间的恢复才有可能获得改善。

180. 为什么感冒药会加重前列腺增生症状

感冒药作为治疗感冒的非处方药物,使用广泛,可使感冒症状迅速缓解。其中大部分感冒药中均含有氯苯那敏成分。氯苯那敏系抗组织胺药,有消除或减轻流泪、打喷嚏和流涕的作用,可使感冒症状缓解。但氯苯那敏同时也具有影响排尿的不良反应,且具有不同程度的中枢抑制作用,当体内支配膀胱排尿活动的神经受到抑制时,使膀胱肌排尿活动受到一定影响,排尿能力进一步下降,由此患者感到排尿更加困难。前列腺增生症是老年男性的常见病,而前列腺增生的主要症状是因膀胱颈被增生的前列腺压迫、阻塞、出现排尿困难、尿线变细、尿频、夜尿增多,重者甚至发生尿潴留或充盈性尿失禁,有前列腺增生的老年人患感冒时若服用含有氯苯那敏的感冒药,则会诱发或使其症状加剧。因此,在用药之前应详细参阅药品包装的说明书,以了解感冒药所含成分,以便用药安全、有效。

181. 为什么说前列腺增生患者少跷二郎腿

前列腺增生患者,长时间跷二郎腿会压迫盆底肌肉,使增生的前列腺向尿道管扩张,从而压迫尿道,由此造成排尿困难,严重者可导致尿潴留。跷二郎腿还会影响前列腺局部的微循环,使前列腺腺管排泄不畅,有可能使前列腺增生加重。

182. 为什么前列腺增生患者饮食需避免辛辣刺激性食物

前列腺增生患者在日常生活中需要注意避免辛辣刺激性食物。因为它们均易引起前列腺充血,加重排尿不畅等症状,甚至可引起急性尿潴留。饮食应以清淡、易消化者为佳,多吃蔬菜水果。有研究称,平时多吃炒南瓜子、西红柿和豆制品,可减少前列腺增生的发生。

第四章　前列腺癌

183. 什么是前列腺癌

　　前列腺癌是指发生在男性前列腺的上皮性恶性肿瘤,是常见的老年男性恶性肿瘤之一。2004 年,WHO《泌尿系统及男性生殖器官肿瘤病理学和遗传学》中前列腺癌病理类型包括腺癌(腺泡腺癌)、导管腺癌、尿路上皮癌、鳞状细胞癌和腺鳞癌。其中前列腺腺癌占 95% 以上。因此,通常我们所说的前列腺癌就是指前列腺腺癌。

　　2012 年,我国肿瘤登记地区前列腺癌发病率为 9.92/10 万,列男性恶性肿瘤发病率的第 6 位。世界范围内,前列腺癌位居男性恶性肿瘤中发病率第 2 位,在美国更是超过肺癌,居男性恶性肿瘤发病率之首,病死率位居所有恶性肿瘤第 2 位。我国前列腺癌发病率虽然低于欧美,但是随着人口老龄化进程、生活方式改变、前列腺筛查的普及以及诊断技术的提高,中国前列腺癌发病率快速上升,近十年年均增长率已达到 13.4%。并且我国的前列腺癌发病率有显著的地域差异,特别是大城市发病率更高,城市与农村前列腺发病率可达 3.4∶1～4.4∶1,上海是前列腺癌全国发病率最高的城市,2009 年上海、北京和广州的前列腺癌发病率更是分别高达 32.23/10 万,19.3/10 万和 17.57/10 万。

　　前列腺癌发病在 55 岁前处于较低水平,年龄小于 39 岁的个体患前列腺癌的可能性为 0.01%,55 岁后逐渐升高,发病率随着年龄的增长而增长,新诊断中位年龄为 72 岁,高峰年龄是 75～79 岁。家族遗传型前列腺癌患者发病年龄稍早,年龄≤55 岁的患者占 43%。图 4-1 为前列腺癌临床分期。

　　前列腺癌被形容为"沉默的杀手",早期不易被发现。数据表明,我国至少有 65%～75% 的前列腺癌患者发生骨转移,出现骨痛、病理性骨折、肢体活动障碍、脊髓压迫和高钙血症等骨相关事件,甚至是下肢瘫痪,这些晚期前列腺癌错过了最佳时机,因此预后和生活质量极差。由于 PSA 筛查的广泛使用以及公众对前列腺癌认知度提高,美国 75％的前列腺癌患者仅有 PSA 的异常,91％患者为早期前列腺癌,因此 20 世纪 90 年代以来美国前列腺癌患者的 5 年生存率均在90％以上。尽管,近年来我国前列腺癌的科普宣传和早期筛查得到大力推广和普及,早期前列腺癌诊断率和 5 年生存率都得到了大幅提高,北上广一线城市前列腺癌诊治水平已经接近欧美发达国家水平,但我国幅员辽阔,经济水平和医疗资源分布极为不均,我国前列腺整体诊疗水平与欧美发达国家的差距还十分巨大。

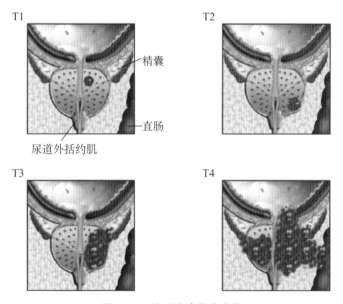

图 4 - 1 前列腺癌临床分期

184. 前列腺癌的病因

目前医学尚未找出癌症的准确病因,前列腺癌也是如此。但大量流行病学和临床研究发现,前列腺癌的发生发展与年龄、种族、遗传和环境等因素有密切关系。

(1)年龄。前列腺癌的发病与年龄密切相关。在我国,小于 60 岁的男性前列腺癌发病率较低,超过 60 岁的男性前列腺癌发病率明显增长,1997 年至 1999

年上海 75 岁以上前列腺癌患者占总数的 51.2%。据美国癌症协会统计：39 岁以下的男性发生前列腺癌的概率为 0.01%，40~59 岁的概率为 2.58%(1/39)，60~79 岁的概率达 14.76%(1/7)。

(2) 种族。前列腺癌发病率有明显的地理种族差异，澳大利亚、新西兰、加勒比海及斯堪的纳维亚地区最高，亚洲及北非地区较低。黑种人、白种人发病率明显高于黄种人。在美国，黑种人前列腺癌的发病率最高，达到 185.7/10 万，是美国白种人发病率(107.79/10 万)的 1.7 倍，亚洲男性和亚裔美国人前列腺癌发病率最低。

(3) 遗传。遗传家族史是前列腺癌发病最重要的因素之一。如果一个一级亲属(兄弟或父亲)患有前列腺癌，其本人患前列腺癌的危险性会增加 1 倍以上。2 个或 2 个以上一级亲属患前列腺癌，相对危险性会增至 5~11 倍。有前列腺癌家族史的患者平均发病年龄比没有家族史的大约早 6~7 年，遗传因素的作用在年轻患者中体现更为明显。中国台湾地区的一项回顾性研究显示：6% 的前列腺癌患者有阳性家族史，而发病年龄小于 70 岁的患者中 9.1% 有阳性家族史。

遗传流行病学的研究发现：单卵双生子的前列腺癌同病率明显高于双卵双生子，提示遗传因素在发病中占有重要地位。前列腺癌高危家族的基因组研究首次将前列腺癌可疑位点定位于 1 号染色长臂，称为 HPC1 基因座。进一步的研究发现位于 HPC1 基因座的 *RNASEL* 基因在部分连锁家族中出现种系突变，导致其基因产物的表达异常，使前列腺细胞凋亡失控。然而 *RNASEL* 基因的突变仅占遗传性前列腺癌的一小部分。重要基因的多态性是导致前列腺癌基因易感性的另一个原因，研究较多的有雄激素受体(AR)、维生素 D 受体(VDR)、细胞色素 P450(CYP)和 2 型 5α 还原酶(SRD5A2)的编码基因。

(4) 饮食。研究提示前列腺癌发生与富含脂肪、肉类和奶类的饮食相关。美国出生的亚裔人群前列腺癌的发病危险与其在美国居住的时间和饱和脂肪酸的摄入量密切相关。国内的一项病例-对照研究也证实前列腺癌患者的脂肪摄入量和脂肪所占的能量比明显高于对照者。脂肪酸过氧化过程中可产生具有致癌损伤的过氧化物。研究发现参与脂肪酸过氧化的酶 AMACR(α-甲基酰基辅酶 A 消旋酶)在前列腺癌组织中过度表达，但不存在于正常前列腺组织中。因为牛肉和奶制品是日常支链脂肪酸的主要来源，前列腺癌中 AMACR 的上调可能有助于解释西方饮食和前列腺癌的相关性。除此以外，动物脂肪可能通过影响体内激素水平、在高温烹调加工过程中产生致癌物等途径促使前列腺癌的发生。

流行病学的研究同样提示了许多有前景的预防前列腺癌的食物，如大豆和番茄。大豆被认为是亚洲国家发病率低的原因之一。其富含植物类雌激素，在动物实验中能够缩小肿瘤体积并减少 PSA 的分泌。番茄中富含一种抗氧化剂——番茄红素，摄入量大的人群相对于较小者减少了 16% 的患病危险。

（5）激素。雄激素在前列腺的发育和前列腺癌的进展过程中起关键作用。在动物实验中，雄激素和双氢睾酮能够诱发前列腺癌。然而，流行病学研究并未肯定雄激素浓度在前列腺癌患者与对照人群之间存在显著差异。这可能是由于雄激素的致病作用是在肿瘤形成前数十年间所产生的，同时目前的研究忽略了复杂的激素网络的相互作用。胰岛素和胰岛素样生长因子(IGF)也是前列腺癌发病的相关因素。流行病学资料显示：胰岛素浓度最高组的人群患前列腺癌的危险为最低组的 2.6 倍。IGF-1 是一种多肽生长因子，参与调节肿瘤细胞的增殖、分化和凋亡。

185. 前列腺癌的分类

临床上，前列腺癌一般分为前列腺潜伏癌、前列腺偶发癌、前列腺隐匿癌、前列腺临床癌。前列腺潜伏癌是指在生前没有前列腺疾病的症状和体征，在死后尸检中由病理学检查发现的原发于前列腺的腺癌；前列腺偶发癌是指临床以良性前列腺增生为主要症状，在切除增生的前列腺组织中，组织学检查发现前列腺癌；前列腺隐匿癌是指患者无前列腺疾病的症状体征，但在淋巴结活检或骨穿的标本病理学检查证实为前列腺癌；前列腺临床癌是指临床检查（指诊、超声、CT或磁共振等）诊断为前列腺癌，并可经过活检证实。

从遗传学的角度前列腺癌可以分为散发型、家族型和遗传型。散发型指发病个体无相关家族史的情况；家族型是指患者的其他家庭成员中有 1 名或者更多患有前列腺癌的情况；遗传型是指核心家庭中有 3 名及以上成员患病、连续三代均有前列腺癌患者或者有 2 名前列腺癌患者确诊年龄小于 55 岁的情况。

186. 前列腺癌的病理类型

前列腺癌的病理类型有：前列腺腺癌、移行细胞癌、鳞癌和肉瘤等，其中前列腺腺癌占前列腺癌的 95％，为前列腺癌最常见的类型，常起源于外周带。移行细胞癌和鳞癌＜3％，常从前列腺导管末端的移行上皮覆盖处发生，其平均发病年龄比腺癌者小 10 岁，但可与腺癌合并。前列腺黏液腺癌是形态学变化最少的一种前列腺癌亚型，具有侵袭性，在进展期易发生骨转移。前列腺肉瘤占前列腺恶性肿瘤的 0.1％～0.2％，成年最常见的肉瘤是平滑肌肉瘤。前列腺移行细胞癌原发未侵犯膀胱的占 1％～4％，因其具有极强的组织穿透力，能够穿透膀胱颈及周围软组织，约 50％的患者发病时已进展到 T3～T4 期，20％的患者已出现远处转移。

187. 什么是前列腺上皮内瘤

前列腺上皮内瘤（PIN）为前列腺腺体及导管分泌上皮的异型性改变。分为低级别 PIN（LGPIN）和高级别 PIN（HGPIN）两级。前者对前列腺癌是否存在预测性不高，而后者则与前列腺癌相关联，被认为是前列腺癌的癌前病变。前列腺上皮内瘤和前列腺癌的发生均有区域性分布的倾向，前列腺上皮内瘤在前列腺各区的发生率为：外周区 75％，移行区 20％，中央区 5％，与前列腺癌在各区的发生率非常接近。

188. 哪些人容易患前列腺癌

前列腺癌主要发生于老年男性，因此，随着年龄增长，前列腺癌的发病率明显增加，尤其是在 50 岁以后，前列腺癌的发生率明显升高。前列腺癌的发生与饮食等生活习惯关系密切，高动物脂肪饮食是一个重要的危险因素，尤其是经常进食红肉（猪、牛、羊等）是一个主要的危险因素，因为维生素 D 是预防前列腺癌发生的物质，而这类饮食通常含有大量钙，影响维生素 D 的吸收与代谢，降低维生素 D 的水平，从而使肿瘤易发。这也是我们国家前列腺癌的发病率近年来猛升的原因之一。另外，遗传因素也不可忽视，家族中有患前列腺癌者，尤其父辈或兄弟中有前列腺癌患者，患病的概率比无家族史的人高 1 倍以上。前列腺是男性最大的性器官，前列腺癌是依赖性激素的肿瘤，性生活也会影响前列腺癌的发生，有数据显示，缺乏正常性生活的老年男性，容易得前列腺癌。但是对于年轻人,不节制的性生活可能会增加将来患前列腺癌的可能性,正所谓过犹不及。因此,不健康的性生活也会导致前列腺癌的发生。同时,肿瘤的发生与机体免疫异常密切相关,过大的精神压力、缺乏锻炼、作息不规律等不健康生活方式也是前列腺癌诱发因素。

189. 为什么太监不会发生前列腺癌

前列腺癌的发生与雄激素密切相关。太监又称宦官,是封建社会的一种悲剧性的官员。太监必须"自宫",将睾丸切除,由于没有睾丸也就无法产生睾酮,体内雄激素含量降低。故这种官员一般都不具备男性特征,特别是自幼阉割的男童,第二性征是不发育的,即没有胡须、喉结和变声过程。由于没有睾酮等雄激素对前列腺细胞的刺激,太监的前列腺保持在童年未发育甚至萎缩状态,当然也就不会有前列腺增生,更不会罹患前列腺癌。

190. 如何早期发现前列腺癌

由于多数前列腺癌患者早期病变局限无症状,因此很难从通过临床症状对前列腺癌进行早期发现。直肠指检联合前列腺特异抗原(prostate specific antigen, PSA)检查是目前公认的早期疑似前列腺癌最佳筛查方法,然后通过前列腺穿刺活检进行组织病理学诊断得以确诊。美国泌尿外科学会(AUA)和美国临床肿瘤学会(ASCO)建议 50 岁以上男性每年应接受例行直肠指检和 PSA 检查,对于有前列腺癌家族史的男性人群,应该从 45 岁开始进行每年一次的检查。通过系统筛查,在美国超过 95% 的前列腺癌在早期得以确诊,从而得到了及时最佳的治疗,美国前列腺癌 5 年生存率超过 95%,这是我国目前遥不可及的差距。因此,在我国全国范围内推广直肠指诊联合 PSA 筛查势在必行,对于前列腺癌早期诊治意义重大,可提高我国前列腺癌的远期疗效并节省社会医疗开支,具有重大的社会经济效益。图 4-2 为前列腺癌的临床进展。

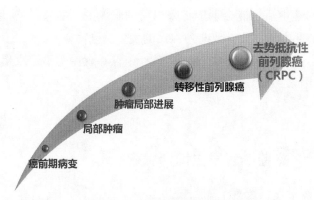

图 4-2　前列腺癌临床进展

191. PSA 升高一定是前列腺癌

前列腺特异抗原（prostate specific antigen，PSA）是由前列腺上皮细胞分泌产生，属激肽酶家族蛋白，存在于前列腺组织和精液中，正常人血清中含量极微。前列腺特异抗原的主要生理功能是可防止精液凝固，具有极高的组织器官特异性，是目前诊断前列腺癌的首选标志物。

但血清 PSA 升高不是前列腺癌特有的，前列腺癌、前列腺增生、前列腺炎都可能使血清 PSA 升高。另外，尿路感染、前列腺穿刺、急性尿潴留、留置导尿、直肠指诊、前列腺按摩等也可以影响血清 PSA 值。因此，PSA 检查应在射精 24 小时后，膀胱镜检查、导尿等操作后 48 小时，前列腺直肠指诊后 1 周，前列腺穿刺后 1 月进行，并排除急性前列腺炎等疾病。首次检测发现 PSA 升高，需排除各种感染因素，并再次复查 PSA，如果 PSA 仍高，需要行前列腺穿刺活检才能明确诊断是前列腺癌。

因此，PSA 升高患者可能罹患前列腺癌，而不是一定罹患前列腺癌。

192. 前列腺癌患者一定有 PSA 升高吗

正常人群和前列腺增生人群的血清 PSA 含量很低，而前列腺癌组织会产生更多的 PSA，使血清 PSA 逐渐升高。但前列腺癌病灶也是从小到大、从少到多逐渐变化的,如果前列腺癌病灶很小,其合成产生的 PSA 也就少。如果诊断时前列腺癌病灶很小,其产生的血清 PSA 可能低于正常标准(4 ng/ml)。因此,前列腺癌患者 PSA 可在正常范围。临床上,PSA<4 ng/ml 的前列腺增生患者行前列腺电切术,也有极少部分患者术后病理证实为偶发癌,这进一步证实前列腺癌患者的血清 PSA 可在正常范围。另外,移行细胞癌、鳞癌和肉瘤等非腺体上皮来源的前列腺癌细胞也不能合成 PSA,故这种前列腺癌患者的血清 PSA 也不高。如果临床病理确诊为前列腺癌,但血清 PSA 位于正常范围,多提示为非单纯腺癌,一般恶性度高,预后差。

193. 前列腺增生术后会发生前列腺癌

很多人认为接受了前列腺增生手术治疗后,就不会再得前列腺癌,甚至不少人是抱着"预防"前列腺癌的目的来接受前列腺增生手术的,认为把前列腺都切掉了,就不会再得前列腺癌了。其实这是不对的。在接受前列腺增生手术前,你的医生一定会告诉你,接受了前列腺增生手术后,仍然有前列腺癌的可能性。这是为什么呢?

前列腺就好比一个完整的橘子,前列腺增生好发于它的中央区域,好比橘瓣部分(见图 4-3),而前列腺癌则好发于它的周边地带,好比橘皮部分。我们通常所说的前列腺增生手术,是指经过尿道置入等离子或激光等设备,切除增生的前列腺腺体也就是"橘瓣"部分切掉,但是前列腺的"橘皮"部分仍然保留。也就是说,接受了前列腺增生手术后,最易于长前列腺癌的橘皮部分仍然留在我们体内,因此,仍然存在患前列腺癌的可能。只有真的患有早期前列腺癌的患者,才

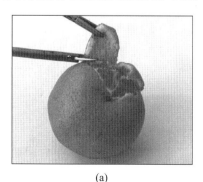
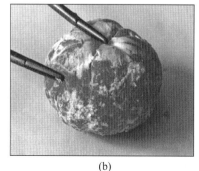

(a) (b)

图 4-3 前列腺癌

(a) 前列腺癌:橘子皮;(b) 前列腺增生:橘子肉

把整个前列腺根治性切除,但这个手术的难度和风险都远大于前列腺增生手术,因此不适合于良性的前列腺增生患者的治疗。

194. 前列腺癌是否会像其他肿瘤一样会迅速死亡吗

前列腺癌预后个体差异极大,主要取决于确诊时患者 TNM 分期(肿瘤大小、有无淋巴结、骨转移等)、穿刺病理的恶性程度(Cleason 评分高低)和患者的身体状况等多种因素。大多数前列腺癌发展缓慢,如在病程早期时得到及时诊断和治疗,预后良好,生存期长,生活质量高。已发生骨转移、恶性程度极高的极高危前列腺癌患者,由于无法行根治性治疗,只能接受内分泌和化疗等姑息性治疗,预后差,寿命短,疾病后期常伴剧烈持续性骨痛、消瘦等恶病质表现。

20 世纪 90 年代以来,美国前列腺癌患者的 5 年生存率均在 90% 以上,且前列腺癌病死率呈逐年下降趋势。由于我国对前列腺癌早期筛查重视不足,大部分患者病变已为晚期,长期预后不佳,1988 年至 1995 年上海前列腺癌患者的 5 年生存率仅为 36.5%。尽管,近年来我国前列腺癌的科普宣传和早期筛查得到大力推广和普及,早期前列腺癌诊断率和 5 年生存率都得到了大幅提高,北上广的一线城市前列腺癌诊治水平已经接近欧美发达国家水平,但我国幅员辽阔,经济水平和医疗资源分布极为不均匀,我国前列腺整体诊疗水平与欧美发达国家的差距还十分巨大。

195. 前列腺癌一旦确诊是否一刻不能耽搁

由于前列腺癌具有进展性,绝大多数患者一旦确诊,需要即刻接受合理、个体化最佳治疗方案,控制延缓病情。如果有根治条件者,需要行根治性切除术或根治性放疗;没有根治条件者,需要行内分泌治疗、放疗、化疗等综合治疗,以控制病情,减轻症状,延长寿命,提高生活质量。尤其是近年来,以泌尿外科、放疗科、肿瘤科、核医学科、病理科、超声科、影像科等为主体的泌尿系肿瘤多学科诊疗团队(MDT)建设和发展,显著提高了晚期前列腺癌的诊疗效果。

临床上,只有极少部分患者确诊前列腺癌且不愿意手术,可暂时行密切随访。这类患者需满足以下条件:①极低危患者,PSA<10 ng/ml、Gleason 评分

≤6、阳性活检针数≤3、每条穿刺标本的肿瘤≤50％的临床 T_{1c-2a} 前列腺癌；②临床 T_{1a}，分化良好或中等的前列腺癌，预期寿命＞10 年的较年轻患者；③临床 T_{1b-2b}，分化良好或中等的前列腺癌，预期寿命＜10 年的无症状患者。这类患者需定期复查 PSA、B 超、直肠指诊和重复前列腺穿刺活检，如果出现疾病进展和治疗指证时，仍需进行手术、内分泌、放化疗等进一步治疗。

196. 为什么很多前列腺癌患者确诊时伴有多发性骨转移

多数前列腺癌患者早期病变局限无症状，少数可有早期排尿梗阻症状，这些症状轻微且无特异性，很多老年患者把这些症状当成是自然老化现象或前列腺增生而不予重视，从而错过了到医院检查治疗的最佳时机。如果出现持续性骨痛，特别是静卧时疼痛症状尤为明显，则往往提示前列腺癌骨转移。骨转移是前列腺癌最常见的转移方式，可发生于任何骨骼，常见的骨转移部位有骨盆、腰椎、骶骨、胸椎、肋骨等，如图 4-4 所示。一般来说，癌分化越差，发生骨骼转移的概率就越高。

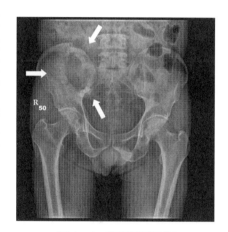

图 4-4　前列腺骨破坏

以前，我国前列腺癌的早期筛查尚不十分普及，大部分患者是以尿路症状或骨痛而就诊，一项多中心研究显示就诊患者的 PSA 中位数为 46.1 ng/ml，远超过＞10 ng/ml 的穿刺标准，此时大部分患者已经发生淋巴和骨转移。非常可喜的是，近年前列腺癌科普和筛查的大力推广，我国早期前列腺癌的诊断率大幅提高，发生骨转移时才就诊的前列腺癌患者越来越少。

197. 前列腺癌会遗传吗

引起前列腺癌的危险因素尚未明确，已被确认的包括年龄、种族和遗传性。如果一个一级亲属（父亲或亲兄弟）患有前列腺癌，他本人患前列腺癌的危险性会增加 1 倍以上。2 个或 2 个以上的一级亲属患前列腺癌,他本人患前列腺癌的危险性会增加 5～11 倍,而且发病年龄相对于那些没有亲属患前列腺癌的患者,也会提早大约 6～7 年。前列腺癌患者群中一部分人群为真正的遗传性前列腺癌,指的是 3 个或 3 个以上亲属患病或至少 2 个为早期发病(55 岁以前)。

虽然知道前列腺癌会遗传,但是有亲属患前列腺癌的男性也不必过于担忧,因为遗传只是前列腺癌多种危险因素之一,只要针对其他危险因素做好预防工作,并提高健康意识定期体检,做到早诊断早治疗,是完全可以将前列腺癌带来的伤害降到最低的。

198. 前列腺癌与饮食有关吗

据国家癌症中心的最新数据,前列腺癌自 2008 年居泌尿系统肿瘤的首位,上海的前列腺癌发病率更是高达 32.23/10 万。目前已知年龄、种族、遗传是前列腺癌的内源性的高危因素,饮食作为外源性的因素影响着前列腺癌的临床进程。

1. 致癌饮食

(1) 高能量饮食。研究显示,总能量摄入与前列腺癌的发生显著相关。每天摄入的热量越高,前列腺癌的发病率也同步升高。

(2) 脂肪/脂肪酸。过量的脂肪摄入,尤其是动物脂肪的摄入是前列腺癌的一个重要的危险因素。根据 32 个国家的统计,前列腺癌的发病率与脂肪的摄入高度相关。

(3) 食物中的致癌物质。前列腺癌的发病率与芳香胺的摄入量呈正相关,而芳香胺是在高温烹饪蛋白质含量高的食物尤其是肉和鱼时产生的。长期食用油炸食品是前列腺癌的高危因素之一。

(4) 钙。大量钙的摄入与前列腺癌的发病率呈正相关,但钙的缺乏会导致骨质疏松等问题,所以很难通过抑制钙的摄入来降低前列腺癌的发病。

(5) 乳制品和牛奶。病因学研究已经证实,乳制品的高摄入使患前列腺癌的危险性增加 50%。在一项 WHO 的 41 个成员国家统计数据的研究显示牛乳中的非脂肪成分与 56～74 岁的前列腺癌的病死率呈高度正相关。

(6) 酒。饮酒是否与前列腺癌有关,对此持否定的人较多,但最近也有人研究,大量饮酒成为酒的依赖者,则可成为前列腺癌诱发因素之一。因此,过度饮酒对前列腺癌发生具有一定危险性。

2. 保护性的营养素

(1)硒。硒是一种微量元素,在土壤中以硒化物形式存在,经过植物进入人类食物链。面包、谷物、鱼、鸡和肉类食品中均含有硒,一项研究调查了 51 529 例 40～75 岁之间的健康男性趾甲中硒含量和前列腺癌发生率的关系,发现硒含量高的人群前列腺癌发生率随之降低。

(2)维生素 D。维生素中对前列腺癌有显著作用的主要是维生素 D 和维生素 A,接受紫外线照射是获得维生素 D 的主要来源,研究表明,照射紫外线和前列腺癌患者的病死率呈反比关系。在实验模型中使用维生素 D 降低了恶性前列腺细胞的浸润。

(3)维生素 A。维生素 A 作为一种抗氧化剂抑制自由基团癌变的潜能,抑制了致癌的亚硝基胺的形成,提高了机体的免疫力。其与前列腺癌的发病率密切相关。

(4)植物性雌激素。雄激素与前列腺癌的发病密切相关。异黄酮和木脂素属植物雌激素,具有生物活性和弱的雌激素作用,黄酮类化合物同样具有弱的雌激素作用,以及有抗氧化、促进癌细胞凋亡的作用。

3. 保护性的饮食

(1)低脂高纤维饮食是目前预防前列腺癌的最主要方法,低脂高纤维饮食能显著降低前列腺癌的发病率。临床前列腺癌的发生在全世界有明显的地域性,北美北欧发生率高,而亚洲和地中海国家发生率低。日本人移居美国后,前列腺癌发生率就会增高,然而移居美国的日本人如果保持传统的日本生活习惯,其前列腺癌的发生率则不会提高。

(2)豆类:豆类食品含丰富的异黄酮,豆类食品的消费可以明显降低前列腺癌的危险,其保护作用是其他食品的 4 倍以上,动物实验证实,补充黄豆蛋白可抑制前列腺癌的发生和发展。其机制是降低细胞增殖和血管生成并促进癌细胞凋亡。

(3)蔬菜,水果:很多新鲜蔬菜水果都含有大量异黄酮,其中一些具有雌激素和抗氧化特性,经常摄入水果(苹果、西红柿、西瓜)及蔬菜(大蒜、胡萝卜)是预防前列腺癌的重要保护性因素;水果、蔬菜的食用频度与患前列腺癌的危险性降低有关联。

（4）茶：绿茶中含青黄酮醇（又称为儿茶酸），儿茶酸可以抑制种植在裸鼠身上的人前列腺癌，使之缩小。统计学研究表明：亚洲人前列腺癌发病率低，可能与亚洲人比西方人消耗更多的茶有关。喝茶的饮用频度与前列腺癌亦存在相关性，饮用频度越高，患前列腺癌的风险性越低。

（5）石榴：石榴汁含丰富的多酚，包括鞣花酸（鞣花丹宁和鞣花酸糖苷）、没食子丹宁和花色素及其他黄酮类。其中最丰富的是鞣花丹宁，占汁中抗氧化活性的 50％以上。鞣花酸和丹宁，具抗癌特性，如诱导细胞周期停止和凋亡，且可抑制肿瘤形成和生长。

饮食既可以诱发和促进前列腺癌的发生和发展，但也可以预防前列腺癌，老年男性，尤其是青壮年男性更应该重视饮食对前列腺癌的影响，拒绝致癌饮食，多吃对前列腺癌有预防作用的饮食。

199. 性生活与前列腺癌有关吗

研究显示性生活频繁程度与前列腺癌发病率有很大的关系。以美国为主的多国癌症研究人员通过研究发现，合理的性生活是预防前列腺癌的良好措施，这一研究针对 1 079 名前列腺癌患者和 1 259 名健康男性进行调查，结果显示，男性在 20～50 之间射精的次数越多，患前列腺癌的概率就越低，如果在 20 多岁时每天自慰或性交 1 次，患前列腺癌的概率会降低 1/3，此结果得出时研究已经持续了 4 年。

这是因为精液若长期积蓄在体内，可对前列腺管道内的细胞有致癌作用，正常情况下精液并不能致癌，但其浓缩后就会有致癌作用，长期不射精者体内精液会处于饱和状态。由于每人的身体素质和性能力的差异，到底性生活频率多少最为合适？还得根据每个人的具体情况而定，正所谓因人而异、恰到好处为佳，否则就会过犹不及。

但是对于那些已经查出得了前列腺癌的患者，则却是另一种情形了，此时若是继续进行性生活则是有害的了，性生活时尿道与膀胱颈部会出现强烈的收缩，出现射精疼痛，若是前列腺癌已侵犯膀胱颈部后尿道，性交后则还会因为强烈的收缩而出血，导致血尿或血精，前列腺也会因此而充血，不利于病情的控制。

200. 慢性前列腺炎会促前列腺癌的发生吗

慢性前列腺炎是由多种复杂原因和诱因引起的前列腺的炎症,有免疫、神经、内分泌参与的错综复杂的病理变化,导致以尿道刺激症状和慢性盆腔疼痛为主要临床表现的疾病。前列腺癌是发生于男性前列腺组织中的恶性肿瘤,是前列腺腺泡细胞异常无序生长的结果。

有些人担心慢性前列腺炎会转变成前列腺癌,其实大可不必担忧。因为它们是两种完全不同的疾病。前列腺癌的病因目前尚不十分清楚。研究发现,人和动物被阉割后前列腺就会萎缩,则不会发生前列腺癌,故认为前列腺癌的发生与发展有明显的雄激素依赖性。

流行病学研究也认为发生前列腺癌的先决条件是男性、年龄增加和雄激素刺激三要素。流行病学研究也无法证明慢性前列腺炎与前列腺癌的发生有必然联系。根据临床上慢性前列腺炎具有青壮年发病率高、不影响睾丸分泌雄激素的功能及激素代谢的特点,因此也可推断慢性前列腺炎不会导致前列腺癌。

至少可以说,慢性前列腺炎近期一定不会直接引起前列腺癌。至于年轻时患过慢性前列腺炎,年老后前列腺癌的发病率就会比正常人高的说法,目前尚无确凿证据,有待进一步的研究。

201. 前列腺癌的临床表现

多数前列腺癌早期病变局限无症状,少数可有早期排尿梗阻症状,晚期可出现一些特异性症状。

局部表现:当肿瘤增大至阻塞尿路时,可出现与良性前列腺增生相似的膀胱颈梗阻症状。表现为逐渐加重的尿流缓慢、尿频、尿急、尿流中断、排尿不尽、排尿困难。癌引起排尿困难和血尿常属晚期。当病变范围广泛侵犯尿道膜部时可产生尿失禁,侵犯包膜及其附近神经周围淋巴结时,压迫神经可引起局部疼痛,压迫坐骨神经可引起下肢放射性疼痛。直肠受压时可出现排便困难,当肿瘤沿淋巴结转移致输尿管受压阻塞时,可有腰痛、肾积水表现,双侧者可出现少尿、肾衰竭。前列腺导管癌及移行细胞癌常出现无痛血尿伴尿频、排尿困难,当肿瘤侵及精囊时可有血精。

远处转移症状：骨转移是前列腺癌的常见症状，部分患者是以转移灶的症状就医，而无前列腺局部原发症状。任何骨骼均可被侵犯，骨盆和腰椎骨是早期转移最常见的部位，其次为胸椎、肋骨和股骨。骨转移症状表现为持续性骨痛，静卧时更为明显，可引起病理性骨折甚至截瘫。其他转移症状可有皮下转移结节、肝大、淋巴结肿大，下肢淋巴回流受阻时出现下肢浮肿，脑转移时致神经功能障碍，肺转移时可出现咳嗽、咯血、胸痛等。晚期患者可出现食欲缺乏、消瘦、乏力及贫血等表现。

202. 临床表现上前列腺癌与前列腺增生有什么区别

前列腺增生和前列腺癌是高发于男性老年人的两种疾病，都是由于前列腺所致的尿路梗阻而引起排尿困难，临床表现有很多相似之处，有时很难鉴别。所不同的是，前列腺增生是一种良性疾病，经正确治疗，预后多属于良好，而前列腺癌却是一种恶性肿瘤，如不及时治疗，症状可迅速加重。

前列腺增生血尿发生率高，病程进展慢。前列腺增生病变主要位于尿道黏膜下腺体，靠近尿道、容易引起尿道梗阻，早期出现夜尿次数增多，随后便有排尿困难及血尿症状。前列腺癌血尿发生率低，病程发展快。前列腺癌的早期没有明显症状，血尿发生率不高，这是因为癌肿部位在离开尿道较远的腺体外层，当前列腺癌肿侵犯到尿道引起血尿等症状时，病变已达晚期。

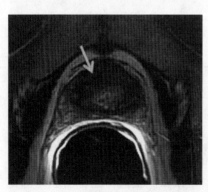

图 4-5 磁共振 前列腺结节

前列腺增生的症状仅局限于泌尿系统。前列腺癌的症状除泌尿系统外，癌细胞还可转移到骨骼系统等引起症状，比如出现腰部、骶骨部和髋部等部位的疼痛。

前列腺增生可触到增大的前列腺，其表面光滑，质地稍硬，中央沟变浅或消失。前列腺癌的前列腺可触及很硬的结节，有明显触痛，且结节位置较固定。图 4-5 为磁共振检查所呈现的前列腺结节。

203. 前列腺癌为什么会导致排尿困难

早期前列腺癌无明显症状,但是随着前列腺癌病灶的逐渐增大,会出现类似前列腺增生的各种压迫梗阻症状:如尿线细、射程短、尿流缓慢、尿流中断、尿后滴沥、排尿不尽、排尿费力。当前列腺癌病灶进一步增大严重压迫尿道时就会出现排尿困难。除此之外,前列腺癌病灶还可压迫直肠引起大便困难或肠梗阻,也可压迫侵袭输精管引起血精,压迫神经引起会阴部疼痛等。所以,排尿困难并不是前列腺癌的特有症状,更多见于良性前列腺增生。

204. 前列腺癌为什么会导致尿频、尿急

前列腺癌患者出现尿频、尿急往往继发于排尿困难,与膀胱功能的变化有关。随着前列腺的增大,就会压迫后尿道,引起排尿困难,膀胱为了尽可能的排空尿液,就要努力收缩,久而久之,就会出现膀胱功能的改变,比如逼尿肌增生、逼尿肌功能紊乱,出现无抑制的收缩,也就是说,由于逼尿肌功能异常,在膀胱内尿液较少时,就会出现逼尿肌的兴奋,从而频繁产生尿意,甚至非常急迫地要排尿,少数人还会出现尿失禁。如果前列腺癌侵犯膀胱也会引起尿频尿急。另外,由于排尿困难,很多人残余尿较多,易于发生尿路感染,也会有尿频、尿急、甚至尿痛,因此出现上述症状,应排除尿路感染的存在。

205. 前列腺癌为什么会导致血尿

一般来讲,前列腺癌不会有血尿,因为,前列腺癌主要发生于外周带,也就是说,远离尿道的区域;一旦出现血尿,说明前列腺癌病灶较大,已经侵犯后尿道或膀胱颈部,此时前列腺癌多属于中晚期了。已经穿透后尿道或膀胱颈部的癌组织,暴露于尿液中,由于癌组织较脆,就会像膀胱癌一样出现血尿,但是前列腺癌很少出现全程血尿,往往表现为初始血尿,也就是说,在排尿开始时出现血尿,中后段的尿液则正常,也有部分患者出现终末血尿,就是在排尿快结束时出现血

尿,甚至排尿结束时出现滴血。临床上,肉眼血尿更多见于尿路感染、膀胱癌、泌尿道结石等,但是对于前列腺癌患者而言,血尿常提示前列腺癌已进展到中晚期了。

206. 前列腺癌为什么会导致骨痛

由于前列腺癌发病很隐匿,早期没有任何明显的症状。有些患者发病时即表现为骨痛,特别是前列腺 PSA 筛查不完善的地区,常提示前列腺癌骨转移。前列腺癌最常见的也是最早的骨转移临床表现是骨骼的疼痛。前列腺癌为什么比较早的骨转移? 这是因为前列腺的静脉丛与骨骼的骶前静脉丛有交通,前列腺癌容易转移到骨盆和脊柱。持续的钝痛,常常影响患者的食欲及日常的生活节奏,以致患者日渐消瘦,痛苦不堪。前列腺癌骨转移病灶可见于髂骨、椎体、肋骨、颅骨和长骨近端等,大多发生在骨骼中轴线血运丰富的部位。由于骨头慢慢地被肿瘤细胞侵蚀,转移的骨骼很容易发生病理性骨折,即轻微外力或非外力作用下即发生的骨折。此时,如果之前未行前列腺穿刺活检诊断,及时进行前列腺增强 MRI 和全身同位素骨扫描检查就尤为重要(见图4-6),不仅可以明确前列腺病变情况,还可以评估有无骨痛部位及其他隐匿部位骨转移。

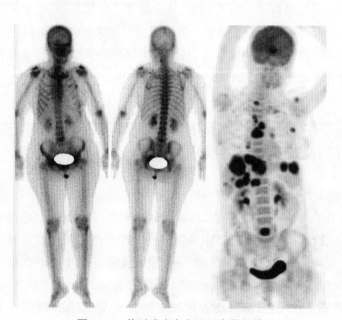

图4-6　前列腺癌全身同位素骨扫描

207. 诊断前列腺癌的方法

前列腺癌的诊断方法有多种，如直肠指检、前列腺特异性抗原(PSA)检查、经直肠超声、前列腺穿刺活检、影像学检查(CT、MRI、PETCT、ECT)等。其中PSA检查是前列腺癌诊断较为敏感的指标，已经作为中老年男性肿瘤筛查的常规指标，在排除炎症、物理操作等情况下PSA的升高对前列腺癌具有很好的提示作用。而前列腺活检则是前列腺癌诊断的"金标准"，前列腺活检病理提示前列腺癌，即可诊断为前列腺癌。但是由于穿刺技术的限制，穿刺阴性并不能排除微小肿瘤或原位癌的可能性。经直肠超声及直肠指检也是前列腺诊断的重要手段，尤其是对于有前列腺结节的患者，通过指检触诊其结节情况、硬度等为前列腺穿刺活检提供依据。影像学检查不仅可以观察前列腺内部回声情况有无异常，同时可以明确前列腺淋巴结及周围浸润情况，为前列腺癌临床诊断及分期提供依据，其中以MRI扫描效果更佳，而前列腺癌有无远处转移则要借助PETCT、ECT的辅助检查，图4-7为CT扫描检查显示的前列腺癌。因此，上述方法对于前列腺癌诊断的不同方面有不同作用，需要临床医生根据患者情况合理选择。

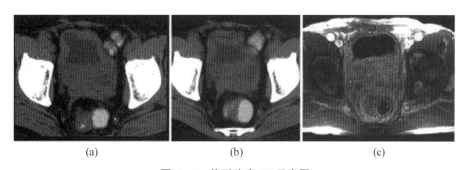

(a) (b) (c)

图4-7　前列腺癌CT示意图

208. 前列腺癌最佳初筛诊断方法

由于早期前列腺癌的病灶比较小，并不构成对尿道的压迫，所以不一定会有尿线细、排尿等待、排尿中断、尿末滴沥、尿频等排尿异常症状，若不定期做相关检查,往往难以通过临床症状进行早期诊断。目前,我国就医的前列腺癌患者中 60%～70%已是晚期。不同时期前列腺癌的治疗效果差别很大:若是早期前列腺癌,术后的 10 年生存率基本在 90%以上,而晚期或恶性度高的前列腺癌,且不说 10 年生存率大大降低,5 年的生存率也只有 70%～80%。"直肠指检＋PSA 检查"是目前公认的发现早期疑似前列腺癌的最佳方法。因此,定期体检显得很重要,尤其是 50 岁以上男性,每年应查一次。

209. 前列腺癌确诊方法

确诊前列腺癌,最可靠的方法就是前列腺穿刺活检。对于 PSA 升高、影像学检查或肛门指检发现前列腺有结节者,均应该行穿刺活检。很多患者对穿刺存有疑虑或恐惧,希望通过一些无创的检查诊断前列腺癌。对此,国内外研究表明,目前仅靠影像学检查(如 CT、MRI、B 超、ECT、PET‐CT 等)均难以诊断前列腺癌。

不过,患者做前列腺穿刺的同时或确诊以后,往往仍需要做增强 MRI 检查,因为 MRI 检查可以显示前列腺包膜的完整性、是否侵犯前列腺周围组织和器官,以及盆腔淋巴结受侵犯的情况及骨转移的病灶,以便分期与选择不同的治疗方法。如果体内有金属植入物,可以选择做增强 CT 或 PET‐CT 替代增强 MRI 扫描。

210. 怀疑前列腺癌时为什么要做直肠指检检查

前列腺位于直肠前方,可通过直肠指检触及前列腺质地是否坚硬、有无结节、与直肠有无粘连。由于前列腺癌好发于前列腺外周带(70%),因此当怀疑前列腺癌时,需行直肠指检检查,若发现前列腺质地较硬或有肿块则提示可能为前列腺癌,应进一步穿刺病理确诊。直肠指检虽然有很多局限性,但无须特殊设备,具有经济、方便等诸多特点,在早期前列腺癌筛查和体检中具有重要意义。

211. 如何做直肠指检检查

患者脱下外裤和内裤,在检查床上采取侧卧位或膝胸位,站立姿势时则要两脚保持一定距离,膝关节轻度弯曲,臀部对向医生。医生带橡胶手套,涂润滑油,首先检查肛门外观,后用食指在肛门口按压一会,然后食指进入肛门直至直肠,按压与前列腺紧挨的直肠前壁,进而可评估前列腺的大小、质地以及有无结节和是否对称。检查完毕后退出食指需观察手套是否有血迹,擦干患者臀部。

212. 直肠指检检查发现结节如何处理

根据我国、美国和欧洲泌尿外科诊断治疗指南,无论患者 PSA 值是否正常,当肛指发现结节时,均需进一步行前列腺穿刺活检,明确是否罹患前列腺癌。

213. 直肠指检检查和 PSA 检查时机

由于直肠指检会触摸按摩前列腺腺体,导致前列腺上皮分泌 PSA 增多,从而引起血清 PSA 升高,因此不宜在做完直肠指检后立即行 PSA 检查,可在肛指检查前或在检查后 1 周再行 PSA 检查。

214. 哪些因素影响 PSA 检查

直肠或尿道内检查例如：前列腺按摩、前列腺活检、直肠指检、留置导尿管、膀胱镜操作等,均能引起血清 PSA 升高,此外,射精、前列腺炎、尿潴留、泌尿道感染、长时间骑自行车、服用 5α 还原酶抑制剂(如保列治)等因素也能对 PSA 水平造成影响。前列腺炎应在症状消失后 8 周测定 PSA。PSA 血液标本应在采集 3 小时内离心并冷藏血清,冷藏不超过 24 小时。此外,年龄对血清 PSA 水平有影响,随年龄的增长 PSA 呈上升趋势。

215. 保列治如何影响 PSA

研究表明,服用保列治半年可使前列腺特异性抗原(PSA)水平减少约

50％,服用保列治超过 1 年的男性,需要校正系数来判断 PSA 值是否在正常范围内。在正常男性人群中,保列治对 PSA 值有持续不变的影响,但发生前列腺癌时,无论是否采用保列治治疗,PSA 值的增加速度却几乎相当迅速。研究结果证实,判断个体 PSA 值是否正常时,应考虑长期服用保列治的影响,保列治可降低 PSA,但对于 PSA 异常的患者,切不可依靠服用保列治来降低 PSA。因为,虽然服用保列治可使 PSA 降低,但前列腺癌却仍然存在而且在进展,切不可"掩耳盗铃"。

216. PSA 异常需要马上前列腺活检吗

PSA 值受多因素的影响,前列腺增生、直肠指检、前列腺按摩和穿刺、经尿道 B 超检查、前列腺电切、前列腺炎急性发作以及急性尿潴留发生时,血清 PSA 值均会有不同程度的升高。血清 PSA 也与年龄和前列腺体积有关,随年龄和前列腺的体积增加而增高。有研究显示,前列腺体积大约每增大 1 ml,PSA 可升高 4％。前列腺癌症所造成的 PSA 升高是持久性的,而又随着肿瘤的发展而持续不断地升高。因此,如果是在做过上述检查后测得的 PSA 有增高,可在间隔 2 周或更长时间再次检查血清 PSA,一般而言,如果排除以上干扰因素,连续 3 次检查血清 PSA 都有升高,特别是 B 超检查发现前列腺有异常结节,那就需要做前列腺磁共振检查和前列腺穿刺活检,以进一步明确是否有前列腺癌。

217. PSA 异常需要定期行 PSA 检查

PSA 值受多个因素的影响,前列腺增生、直肠指检、前列腺按摩和穿刺、经尿道 B 超检查、前列腺电切、前列腺炎急性发作以及急性尿潴留发生时,血清 PSA 值均会有不同程度的升高。血清 PSA 也与年龄和前列腺体积有关,随年龄和前列腺的体积增加而增高。所以,PSA 不正常时不必过分紧张,更不必"谈癌色变"。应该向医生咨询,明确有无导致 PSA 升高的其他良性疾病或情况存在,相信医生会根据每个患者的具体情况做出检查和诊断的合理建议,可能部分患者需要定期复查或药物治疗,可能一部分患者建议行前列腺穿刺活检。

218. 为什么要前列腺活检

前列腺穿刺活检的最主要目的是明确诊断。只有通过前列腺穿刺活检取得组织标本,才能获得病理诊断结果,包括前列腺癌分化以及评分等,这是确诊前列腺癌必须的步骤。超声引导下在前列腺以及周围组织结构寻找可疑病灶,并初步判断肿瘤的体积大小。

但超声在前列腺癌诊断特异性方面较低,发现一个前列腺低回声病灶要与正常前列腺、BPH、PIN、急性或慢性前列腺炎、前列腺梗死等鉴别。在超声引导下进行前列腺系统性穿刺活检,是前列腺癌诊断的主要方法。前列腺系统性穿刺活检是诊断前列腺癌最可靠的检查,也是诊断的金标准。

219. 前列腺穿刺活检多少针较为合适

虽然穿刺活检是确定前列腺癌的重要方法,但是现阶段尚未形成一种标准的前列腺穿刺术式。对穿刺点的选择各家学者提出了多种方案,主要分为两大类：系统穿刺活检和靶向穿刺活检。

1989 年,Hodge 等首先提出了 6 点系统穿刺法,即在前列腺两侧旁正中线区域矢状切面尖部、中部和底部各穿刺一针。此方法简便易行,并发症少,已成为前列腺穿刺活检的"金标准",此后提出的各种系统穿刺技术均是在此标准的6 点系统穿刺法的基础上改进而来。

但是由于标准的 6 点系统穿刺法穿刺点少、穿刺的区域占周缘区的比例相对较少,使其假阴性率超过 20%,因此目前大多数的学者主张增加穿刺点数。各家学者就穿刺点数目和穿刺点位置的选择提出了多种方案,包括 8 点、10 点、11 点、12 点、13 点、14 点、18 点、21 点等系统穿刺活检。

其中较有代表性的是 1997 年 Eskew 等提出的 5 区域系统前列腺穿刺法,即在标准的 6 点系统穿刺法的基础上又增加了两侧周缘区外侧区域各两点和中线区域上的 3 点,共穿刺 13 点;当前列腺体积超过 50 ml 时在每个区域再各增加 1 点,共穿刺 18 点。增加穿刺点数目虽可提高活检的癌肿阳性率,但并发症也会相应增多。

220. 什么是前列腺靶向穿刺活检术

近年来,随着超声造影、磁共振谱成像、磁共振弥散成像等技术在前列腺癌检测中的作用受到肯定,这些影像检查所发现的异常区域是前列腺癌的高危可疑区域,通过软件将磁共振前列腺癌可疑信号导入超声影像系统,然后在超声引导下穿刺磁共振显示的可疑病灶,从而提高前列腺癌穿刺的阳性率,避免漏诊,实现"靶向"和"精准"穿刺活检。

靶向穿刺活检的优势在于可以减少不必要的穿刺活检点,但是并不是所有的前列腺癌都有影像学方面的特异性表现,因此同样存在假阴性率较高的问题。

在过去的 10 年中,穿刺针数从最开始的 6 针逐渐提高到 10 针、12 针,甚至大于 20 针的饱和穿刺。有人认为穿刺的阳性率随着穿刺针数的增加而增加,饱和穿刺可能增加 30%～40% 的穿刺阳性患者,但亦有学者认为穿刺 10 针与 12 针相比,在提高穿刺阳性率方面没有显著差异,超过 12 针的穿刺针数并不能明显提高穿刺阳性率,在不同穿刺针数导致的穿刺后并发症方面,有研究发现随着穿刺针数增加尿潴留率增加(10% 左右);另有研究发现,在发热、前列腺炎、附睾炎、尿潴留等主要并发症方面,6 针穿刺与 15 针穿刺没有显著差异,但后者发生血精的概率略有增加。

我们认为将 6 点系统穿刺和靶向穿刺结合运用,可在采用最少的穿刺点数的情况下获得最大的癌肿检出率,10 至 12 针癌肿检出率最高。

221. 前列腺活检的指征

一般前列腺穿刺需具备以下指征:①直肠指检发现前列腺结节,任何 PSA 水平;②B 超、CT 或 MRI 检查发现前列腺异常影像,任何 PSA 水平;③SPA＞10 ng/ml,任何 f/t PSA 或 PSAD;④PSA 4～10 ng/ml,f/t PSA 异常或 PSAD 异常。凡具备以上任意一项指征的均建议行前列腺穿刺活检,明确有无前列腺癌。但是由于前列腺穿刺活检后出血会影响 MRI 信号,影响临床分期,所以一般建议先行前列腺 MRI 检查,再行前列腺穿刺活检。

222. 前列腺活检时需要哪些准备

穿刺当天晨起排净大便,必要时清洁灌肠以清除直肠内的粪便和空气。也可让患者自行用甘油灌肠剂灌肠2次;进行凝血时间和血常规检查;穿刺前患者停用抗凝药物(如阿司匹林等);由于前列腺活检属于有创操作,应注意预防感染及出血,故前列腺活检前一般要求预防性口服抗生素3天,如已经存在尿路或肠道感染,应先行抗感染治疗,择期穿刺。抗生素准备之后,应在穿刺前一晚行肠道准备。穿刺后止血药可使用24~48小时。

223. 前列腺活检的并发症

前列腺穿刺活检术最常见的并发症为感染、血尿、血精、迷走神经反射等。严重感染是前列腺穿刺后最危险的并发症,严重的感染可引发感染性休克甚至死亡,因此穿刺术前应该做充分准备,控制全身和尿路感染,术后适量使用抗生素预防感染,严格把握穿刺指征及禁忌证。经直肠前列腺穿刺活检术后严重感染的发生率显著高于经会阴前列腺穿刺活检术。出血是前列腺穿刺活检术的另一主要并发症,最为常见的是患者穿刺术后均有不同程度的出血并经尿道排出,但是一般术后1~2天内即可自动止血或配合术后使用止血药即可止血,血尿消失;极少数患者因为直肠血管畸形或定位不明,可能出现直肠血管损伤而导致大出血甚至出血性休克。血精,主要是前列腺穿刺损伤精囊等因素所致,一般数次性生活排精后可自愈。

224. 前列腺活检后注意事项

由于前列腺穿刺活检后可能出现感染、出血等并发症,因此穿刺术后应留院观察1~2天,密切观察患者生命体征变化,预防感染和大出血的发生。穿刺活检术后应口服或静脉滴注抗生素预防感染,血尿多者口服止血药止血。除药物治疗外,穿刺术后鼓励患者多喝水勤排尿,多吃蔬菜水果等粗纤维食物以便保持大便通畅,减少用力大便引起的血尿或血便。此外,前列腺穿刺术后还有一部分患者会出现排尿困难,主要是这些患者本就有前列腺增生,多针穿刺引起局部组织水肿,血凝块阻塞尿道,从而引起尿潴留。对于这部分患者,需即刻留置导尿管,口服治疗前列腺增生药物,酌情静脉或口服抗生素,一般 5~7 天拔除导尿管后均可自助排尿。

225. 前列腺活检术是否会导致肿瘤扩散

理论上穿刺活检是有可能引起肿瘤播散的,但是发生率很低,因为前列腺穿刺使用的穿刺针较细,针体光滑,并且前列腺组织是在针芯内部带出体外的。而且前列腺癌最佳的治疗方法为前列腺根治性切除术,一般通过穿刺确诊前列腺癌之后,1~2 周内即行前列腺癌根治术,时间间隔较短,所以前列腺穿刺活检较少引起肿瘤扩散。而且前列腺穿刺活检是诊断前列腺癌的"金标准",其诊断意义是其他检查无法比拟的,所以在满足指征又无明显禁忌证的情况下,前列腺穿刺仍然是较为推荐的。

226. 前列腺穿刺方式各有什么优缺点

前列腺穿刺有经会阴和经直肠两种方式。经直肠前列腺穿刺提出较早,本方式操作简单,但是因为前列腺癌多发于外周带,经直肠途径穿刺时,穿刺针与外周带交叉,取得的标本多为移行带增生的前列腺组织,容易漏取外周带前列腺组织,漏诊率较高,而且经直肠穿刺术后感染和出血的并发症较高。而经会阴穿刺漏诊率低,因为穿刺针纵向平行于直肠经前列腺尖部通过,可以取得更多的前列腺外周带组织标本,提高穿刺术的阳性率,而且术后感染和出血的发生率更低,相对更安全,但是经会阴穿刺对前列腺解剖结构的理解要求比较高。

227. 前列腺活检阴性时何时再次穿刺

有如下情况的患者应考虑再次穿刺:

（1）第一次穿刺病理检查发现非典型增生或高级别 PIN（是一种前列腺癌的癌前病变，也就是说可能会进展为前列腺癌）。

（2）PSA＞10 ng/ml，任何 f/t PSA 或 PSAD。

（3）4 ng/ml＜PSA＜10 ng/ml，复查 f/t PSA 或 PSAD 或有直肠指诊或影像学检查异常。

（4）4 ng/ml＜PSA＜10 ng/ml，复查 f/t PSA、PSAD、直肠指诊及影像学检查也都正常，但在后来每 3 个月复查 PSA 时，若连续两次 PSA＞10 ng/ml 或 PSA 升高幅度大于 0.75/ml/年，则需再次穿刺。

总之，虽然首次穿刺为阴性，但若其他指标仍有异常，就需要考虑是不是首次穿刺漏掉前列腺癌，有必要再次穿刺检查。目前对于重复穿刺的时间间隔无明确定论，一般多为前一次穿刺检查后 1～3 个月。

228. CT 和 MRI 哪种检查对前列腺癌诊断更有价值

计算机断层（CT）检查对早期前列腺癌诊断的敏感性低于磁共振（MRI）扫描。由于前列腺癌为软组织病灶，增强 MRI 可进行多参数扫描，从而准确显示前列腺包膜的完整性、肿瘤是否侵犯前列腺周围组织和器官，同时还可以显示盆腔淋巴结受侵犯的情况及骨转移灶，在临床分期上有较重要的作用。如果患者体内有金属植入物无法行 MRI 者，也可行增强 CT 检查判断肿瘤病灶的大小，有无周围淋巴结和器官侵犯。对于肿瘤邻近组织和器官的侵犯及盆腔内转移性淋巴结肿大，CT 的诊断敏感性与 MRI 相似。

229. 前列腺癌恶性度一样吗

前列腺癌具有明显的异质性，也就是前列腺癌的个体差异很大，恶性度不尽相同。如果病理诊断为移行细胞癌、鳞癌和肉瘤等，恶性程度高，预后差，生存期短。如果病理诊断为腺癌，恶性程度低，生存期长。

Gleason 评分，病理科医师将癌组织分为主要分级区和次要分级区，每区的 Gleason 分级为 1～5，两区分值相加为该癌组织的 Gleason 评分。最低 2 分，最高 10 分，分值越高，则恶性程度越高。Gleason≤6 分为低危前列腺癌，Gleason

＝7 分为中危前列腺癌，Gleason≥8 分为高危前列腺癌。

230. 什么是 Gleason 评分

Gleason 评分是根据 Gleason 分级系统提出的前列腺癌病理分级系统，也是目前应用最为广泛的前列腺分级系统。在相对低倍放大时，根据前列腺腺体结构特征确定 Gleason 分级，将腺体分为主要结构区和次要结构区，并按照细胞分化程度分为 1～5 级，1 级为最高分化，5 级为最低分化。

分级标准：

Gleason 1：癌肿极为罕见。其边界很清楚，膨胀型生长，几乎不侵犯基质，癌腺泡很简单，多为圆形，中度大小，紧密排列在一起，其胞质和良性上皮细胞胞质极为相近。

Gleason 2：癌肿很少见，多发生在前列腺移行区，癌肿边界不很清楚，癌腺泡被基质分开，呈简单圆形，大小可不同，可不规则，疏松排列在一起。

Gleason 3：癌肿最常见，多发生在前列腺外周区，最重要的特征是浸润性生长，癌腺泡大小不一，形状各异，核仁大而红，胞质多呈碱性染色。

Gleason 4：癌肿分化差，浸润性生长，癌腺泡不规则融合在一起，形成微小乳头状或筛状，核仁大而红，胞质可为碱性或灰色反应。

Gleason 5：癌肿分化极差，边界可为规则圆形或不规则状，伴有浸润性生长，生长形式为片状单一细胞型或者是粉刺状癌型，伴有坏死，癌细胞核大，核仁大而红，胞质染色可有变化。

将主要结构区和次要结构区之和形成 Gleason 评分。Gleason 评分在 2～10 分之间，分化最好的为 1＋1＝2，分化最差的为 5＋5＝10，即完全未分化。

231. 同位素骨扫描对诊断前列腺癌有什么意义

前列腺癌最常见的转移方式为骨骼转移，同位素骨扫描能比常规 X 线片提前 3～6 个月发现骨转移灶，敏感性较高，但特异性较差。因此，当确诊为前列腺癌时，特别是 PSA＞20 ng/ml 及 Gleason 评分＞7 分的患者，骨扫描检查对于临床的评估以及治疗方法的选择具有重要意义。

232. 同位素骨扫描的准确性高吗

骨扫描对于前列腺癌骨转移的评估敏感性较高,但特异性较差,准确度并不高。若骨扫描可疑阳性,不能轻易判断为骨转移,还需经第 2 种影像学检查如CT、MRI 等证实。因为骨折或骨关节慢性退行性改变也可表现为骨扫描阳性。

233. 前列腺癌有哪些治疗方法

随着医疗技术和医疗设备的不断发展,现在治疗前列腺癌的方法众多,大体分为手术疗法和非手术疗法,对于某些患者,一些非手术疗法可达到与手术疗法相当的效果。

具体而言,目前前列腺癌的治疗方法主要包括:①观察等待治疗:也就是主动监测前列腺癌的进程,在出现病变进展或临床症状明显时给予其他治疗。仅适于少数肿瘤分期较低且分化较好,高龄或预期寿命较短的患者。②前列腺癌根治性手术,是治疗早期或部分中期前列腺癌患者且能达治愈效果的最主要手段。主要包括传统的经会阴或经耻骨后以及腹腔镜(见图 4-8)、机器人腹腔镜前列腺癌根治术。③前列腺癌外放射治疗,也就是我们通常意义上的"放疗"。

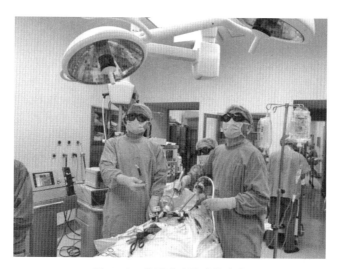

图 4-8 前列腺癌腹腔镜治疗

④前列腺癌近距离照射治疗,也就是把放射性的粒子植入前列腺内杀灭肿瘤细胞的方法。⑤前列腺癌内分泌治疗,包括去势治疗和雄激素阻断治疗。其中去势治疗又包括手术去势(切除双侧睾丸)和药物去势(如亮丙瑞林、诺雷德)。目前,去势联合抗雄药物可最大限度地阻断雄激素,即所谓的"全雄阻断",是目前最常用的也是效果最好的内分泌治疗手段。⑥化疗,主要包括以多西他赛为基础和以米托蒽醌为基础的化疗方案,主要的适应证是去势抵抗前列腺癌。⑦双膦酸盐治疗,主要是针对骨转移骨痛的前列腺癌患者。⑧最新治疗进展,包括新型内分泌治疗:阿比特龙,恩杂鲁胺;前列腺疫苗;抗肿瘤血管治疗等。

234. 如何选择正确的治疗方法

前列腺癌的治疗方法很多,具体方法的选择应根据每个患者的具体情况而言。一般来说,选择观察等待治疗的仅适合那些低危险前列腺癌(PSA<10 ng/ml,Gleason 评分≤6,临床分期 T1a)的患者,或者是预期寿命较短,以及其他治疗伴随的并发症大于延长寿命和改善生活质量的情况的患者。对于预期寿命>10 年,健康状况良好,没有严重心肺疾病的早期和部分中期前列腺癌患者可以考虑采用前列腺癌根治手术。前列腺癌外放射治疗由于不同的治疗目的,适合几乎所有分期的患者,国内主要用于晚期患者的治疗、前列腺癌近距离照射治疗只适合早期、肿瘤恶性程度相对较低,同时 PSA<10 ng/ml 的患者,这种方法在国外应用较为成熟,据临床研究表明,部分急症患者应用这种方法甚至可达到前列腺癌根治手术的效果。内分泌治疗通常适用于晚期前列腺癌患者,或者属于早中期但因各种原因不能行前列腺癌根治术的患者,以及行根治术后又复发的患者。化疗的主要适应证是去势抵抗性前列腺癌。双膦酸盐治疗主要是针对骨转移骨痛的前列腺癌患者。

总之,前列腺癌治疗方法的选择因人而异,一旦确诊为前列腺癌,应该听从医生的建议,根据每个人的具体病情采用最合适的治疗方案。

235. 确诊前列腺癌就需要马上手术吗

随着生活习惯、饮食结构的改变以及检测手段的不断更新发展,肿瘤的发病率越来越高。人们莫不"谈癌色变",认为得了恶性肿瘤就肯定没啥好法子治了,恶性肿瘤一定会扩散转移而最终死亡只是早晚的事情。其实,这是一个对恶性肿瘤认识上的误区。不同部位的肿瘤以及同一部位不同级别的肿瘤,它们的发展进程是不一样的,最终结果也是千差万别的。

前列腺癌就是恶性肿瘤中自然病程发展相对较慢的一种。一般来讲,前列腺癌细胞的生长、扩散、转移要比肝癌、肺癌等这些恶性肿瘤要慢得多。国外曾经有学者对尸体的前列腺进行研究,发现有些前列腺里有癌细胞,但这部分人在生前却并没有表现出前列腺癌的相关症状。长期的临床观察也证明,相当一部分早期前列腺癌患者不做任何治疗,他的病情并没有进展。正是由于这个原因,一些早期前列腺癌患者可以采取临床密切随访观察而不需要立即处理。当然,即便是早期前列腺癌,也不是每个人都能这样随访而不给予治疗的,只有符合以下条件的患者,才能考虑观察随访:①血清 PSA<10 ng/ml;②患者本身的预期寿命短;③肿瘤病理分级低。

当然,病情总是在千变万化的,最终的治疗方案还需医生根据每个患者的具体情况而定。

236. 所有前列腺癌都可以行前列腺癌根治术吗

一旦诊断为恶性肿瘤,大部分人的第一反应就是想做手术,切除恶性肿瘤。的确,前列腺癌根治术是治疗前列腺癌非常有效的一种方法,这种手术能尽可能彻底地切除肿瘤,对很多早期患者能达到治愈的效果,随着医生手术技术的不断改进以及手术设备的不断更新,越来越多的前列腺癌患者及早施行了根治性手术而取得了满意的治疗效果。

但是,并不是所有的前列腺癌患者都可以进行根治性手术。能不能做这样的手术,是有一定条件的,也就是医生们通常所说的手术指征。一般来说,只有符合以下条件的患者,医生才会考虑行前列腺癌根治术:患者预期寿命大于 10年;身体状况良好,没有严重的心脏疾病;肿瘤局限在前列腺包膜以内的早期前列腺癌。需要指出的是,有些患者即使符合上述条件,但血清 PSA 较高(>20 ng/ml)或肿瘤的恶性程度较高(Gleason 评分>8 分),行前列腺癌根治术的效果欠佳,一般术后需要加以辅助治疗。

有些患者一旦诊断为前列腺癌,即使达不到手术指征,也强烈要求医生施行

"彻底的根治性手术"，其实这样是非常不明智的。因为手术本身是有风险的，达不到手术要求而勉强手术，不仅不能彻底切除癌细胞，反而会加快肿瘤的进展，或者在手术中以及手术后出现严重的心肺并发症，甚至是死亡，这样做是得不偿失的。

237. 什么是前列腺癌根治术

从手术名称便知，前列腺癌根治术无疑是前列腺癌众多治疗措施中最为理想的一种方法。的确如此，如果能够通过手术将前列腺癌"病魔"连根铲除掉，那是再好不过的事了。但是，临床上真正有机会施行此类手术的患者不多，大多数患者发现前列腺癌时，已经失去了行前列腺癌根治术的最佳时机。前列腺癌根治术与治疗前列腺增生所施行的前列腺摘除术截然不同，后者只需要重建尿道，帮助排尿，只要将前列腺包膜内的增生前列腺组织挖除即可，前列腺包膜仍然保留在那儿，前列腺的"邻居"们也丝毫无损。前列腺癌根治术的切除范围很大，不但要将前列腺本身所有的肿瘤组织全部切除掉，还要将一些可能会受到肿瘤侵犯的"邻居"们进行一番"大扫除"，包括整个前列腺组织、包膜、前列腺段尿道、精囊腺以及邻近的膀胱颈部等组织，否则就不能够称其为标准的前列腺癌根治术。

前列腺癌根治术难免会有一些并发症，资料表明，勃起功能障碍的发生率可达 $25\% \sim 95\%$；尿失禁 $5\% \sim 25\%$；膀胱尿道吻合口狭窄 $2\% \sim 3\%$；伤口感染 $2\% \sim 10\%$；直肠损伤 1%。其中，尿失禁和性功能障碍发生率最高。为此，在原先常规的前列腺癌根治术基础上，又有了如下两项改进。

（1）对于术后尿失禁的预防，医生们在手术时已经注意到，要保留好前列腺尖端部远端的尿道膜部，以及尿道周围的组织，并且掌握好膀胱颈部与尿道重建吻合技术，一般都可以避免发生。

（2）对于保留术后性功能的问题，现在主张在切除肿瘤组织的同时，保留一侧或双侧支配阴茎海绵体勃起的神经血管束，今后患者依然能够性生活。如果发现癌症已经蔓延侵犯到一侧或双侧的这种神经血管束，为了生命安全，也不能强行保留。如果有一侧能够保留下来的话，今后也许还能保持性生活能力。现在这种手术又冠以新的名称，称为"保留神经的前列腺癌根治术"。

前列腺癌根治术是一种大手术，手术后护理上需要十分注意，否则对康复不利。具体应该注意如下几个方面：

（1）注意营养，尤其要增加蛋白质，要多吃肉、鱼等食物，因为蛋白质是人体的"建筑材料"，可以帮助伤口愈合和增强体质。

（2）要保持手术后插置的导尿管通畅，这样就能够保证膀胱与尿道吻合口的顺利愈合，否则容易发生尿漏。

（3）重视排尿卫生，因为此类手术后原先的膀胱"出口"已经被切除掉，重建的膀胱与尿道吻合口控制排尿的功能较差，难免会有尿液不受控制而流出的现象。这就需要经常锻炼，利用收缩肛门括约肌的办法，来提高排尿的控制能力。

（4）手术重建的膀胱与尿道吻合口，有时经过一段时间后，会发生收缩狭窄的现象，结果会造成排尿不通畅，这就需要遵照医生指示，定期进行尿道扩张治疗，保持该吻合接口处的通畅。

238. 开放、腹腔镜、机器人前列腺癌根治术有什么不同

目前，施行前列腺癌根治术主要有 3 种方式，即开放性前列腺癌根治术、腹腔镜前列腺癌根治术、机器人腹腔镜前列腺癌根治术。开放性前列腺癌根治术一般采用两种手术途径：一种是经耻骨后途径，这是最常用的一种，切口做在下腹部，术中可以注意保护有关性功能的神经，也能同时进行盆腔淋巴结的清扫手术，所以颇为理想。开放性经耻骨后前列腺癌根治术已经有上百年的历史，是最为经典的前列腺癌根治性切除方法，也是目前国内外绝大多数医生所采用的手术方法。另一种是经会阴途径，较少采用，切口做在肛门与阴囊之间的会阴部，能直接抵达前列腺部位操作，做膀胱与尿道的吻合也比较方便，缺点就是不能够同时进行盆腔淋巴结的清扫手术，对保护有关性功能的神经也有些难度。

腹腔镜前列腺癌根治术、机器人腹腔镜前列腺癌根治术模拟开放手术的步骤，视野更清晰，手术更精细。腹腔镜下前列腺癌根治术是近二十几年来逐渐发展起来的。由于前列腺的位置比较特殊，传统开放手术操作比较困难。腹腔镜下手术能非常清晰地暴露手术视野，对于一个熟练掌握腹腔镜操作技术的泌尿外科医生来说，操作起来更为方便。机器人前列腺癌根治术是近十几年来逐渐发展起来的，它相对于腹腔镜视野更为清晰，而且操作者不易疲劳，但手术时间稍长，费用较贵，是以后发展的趋势。

就治疗效果而言，这 3 种手术方法并没显著的差别，都能将肿瘤彻底切除。腹腔镜手术的优点在于创伤小，手术后恢复快，但术中和术后并发症相对较多，

相对传统开放手术,腹腔镜手术操作比较复杂,对医生的技术要求更高。对于熟练掌握腹腔镜技术的外科医生来说,腹腔镜前列除癌根治术是一个理想的选择。

239. 前列腺癌根治术效果怎样

总体而言,前列腺癌根治术是一种治疗效果好、病死率低、大多数患者可以耐受的手术。但是,具体情况又是因人而异的,肿瘤不同的生长范围、癌细胞不同的恶性程度、患者不同的身体状况等因素,都会影响手术效果。

肿瘤局限在前列腺包膜内的患者施行前列腺癌根治术有治愈的机会。统计显示,肿瘤局限于前列腺的一侧叶,根治术后 15 年无癌生存率达 50%～70%。但是,如果前列腺两侧叶均被肿瘤侵犯,约有 50%患者的精囊被肿瘤侵犯,同时有 25%～35%的病例有淋巴结转移,根治术后 15 年无癌生存率为 25%。

总之,对于有机会施行前列腺癌根治术的患者,手术治疗无疑是治疗效果最好的选择。

240. 为什么前列腺穿刺 6~8 周后才行前列腺癌根治术

当患者经前列腺穿刺证实为前列腺癌,且经医生评估可以施行前列腺癌根治术,通常医生会让等 6～8 周以后再进行手术。这主要是因为行前列腺穿刺后,前列腺及周围组织出血水肿、发生炎症反应,前列腺与周围正常组织粘连严重。若马上手术,则会出现解剖层次不清晰,手术中不容易把前列腺与直肠等周围组织完整地分离开,从而导致损伤以及切除不彻底等后果。穿刺后 6～8 周,炎症水肿逐步消退,前列腺周围组织基本恢复正常解剖关系,此时再施行手术,能使手术更顺利地进行,手术更安全,手术效果也更好。由于前列腺癌本身属于发展较慢的一种肿瘤,这一段等待时间并不会增加肿瘤明显进展的风险。所以,这一段时间的等待是必要的,正所谓"磨刀不误砍柴工",这并没有贻误治疗时机。经常碰到这样的患者和家属,一旦确诊前列腺癌,就十分紧张,辗转于各大医院,以各种方法希望找到一个医生能尽快开刀、其实,这样做是十分没有必要的,而且往往带来很多不必要的麻烦。

241. 前列腺癌与性功能的变化

多年来，流行病学家一直寻找前列腺癌和性行为之间的关系。有人认为性传播疾病可促进前列腺癌的发生，虽然有些研究倾向于前列腺癌与某些性病病原体，如病毒等有关，但目前还未得出肯定的结论。也有人认为前列腺癌与性生活过度有关，并认为频繁的射精会使得前列腺组织过多地暴露于精液中的某些癌基因因子。但是总的来讲，前列腺癌与性行为之间的关系仍未确定。射精次数高的人，并没有增加患前列腺癌的风险。相反，每月射精 13～20 次的高频率受访者，前列腺癌发生比例反而相应降低了 14％ 和 33％。对此，研究者认为，对男性而言，性生活频率与前列腺癌发病率的关系，应以男性年龄为依据。比如，老年人适当的增加性生活，对预防前列腺癌是有好处的。另有研究表明，离婚和丧偶者前列腺癌发病率和病死率都高于有配偶者，这也说明老年男性适当的性生活有助于预防前列腺癌。但是，也有不同的结果，有资料显示，丧失性功能的年龄越大，前列腺癌的风险越大。这也说明，性生活与前列腺癌的关系并未能最后确证，尤其是这些数字都是经济发达国家研究的结果，我国尚缺乏相应的研究结果。另外，青春期开始过早，初次遗精发生较早的人患前列腺癌的风险也较大。还有学者认为，年轻人频繁的手淫也会增加前列腺癌的发生率。

（1）根治性前列腺切除后的性功能：根治性前列腺切除后的性功能障碍的发生率比较高，一方面是勃起神经受到损害；另一方面，手术后与勃起有关的动脉血供受到损害。目前对年轻患者采取根治性前列腺切除时更倾向于保留神经的手术，保留神经的目的是尽可能地使患者在手术后性功能不受影响。

（2）放疗后的性功能：近几年治疗局限性前列腺癌放疗得到广泛的使用，但也能引起其他的性功能障碍。如射精量减少，由于肠道及泌尿系症状致性欲降低，性交次数减少等，但是比激素治疗后性功能障碍要轻。

（3）激素治疗后的性功能：以前转移性前列腺癌姑息性治疗的激素疗法包括切除双侧睾丸或应用雌性激素或两者联合使用，治疗后几乎所有患者都丧失了性欲，失去了正常的性功能，只有少数较为年轻的人还能保留有性功能。总之，激素疗法对性功能的影响比前列腺癌根治术的更大，因为它直接作用于大脑，降低性欲。雄性激素的丧失并不是使所有的患者丧失性功能，那些性欲强烈的人在治疗后常能保持性功能。

（4）治疗后的性功能恢复：在治疗前列腺癌时应考虑到患者的性功能，医生应就每种治疗方法对性功能所产生的影响向患者介绍清楚；治疗后患者出现性功能障碍时，应指导患者完成性功能的恢复。患者在患前列腺癌后往往会有一种畏惧，认为癌细胞会随着精液传给其性伙伴，医生应与患者及其性伙伴讲明，这种情况不可能发生。也有许多患者担心进行化疗后，化疗药物会随精液输给性伙伴，应向患者解释这种担心是不必要的。

242. 为什么前列腺癌根治术的适应证一直在变

近年来，随着前列腺癌根治技术的成熟，各种新型微创医疗设备的进步，前列腺癌根治术的适应证越来越大。以前只有预期寿命大于 10 年；身体状况良好，能耐受手术；T1 - T2c，PSA<20 ng/ml，Gleason 评分≤7 分的前列腺癌患者才有手术适应证。但随着各种探索性研究数据表明，只要没有发生广泛骨转移（4 处以下骨转移，寡转移）的前列腺癌患者手术后的远期疗效和生活质量都优于非手术患者。因此，目前认为：只要预期寿命大于 10 年；身体状况良好，能耐受手术；没有广泛骨转移的前列腺癌患者都可以尝试前列腺癌根治性手术治疗，但尚存争论，也有待大量临床试验数据证实。

243. 何为前列腺癌的新辅助治疗

前列腺癌的新辅助治疗是指前列腺癌根治性治疗前（根治术或化疗）行内分泌治疗，以达到降低肿瘤临床分期，缩小前列腺癌肿瘤体积，降低手术切缘阳性，以提高治愈可能。采用药物去势和抗雄激素的最大限度雄激素阻断（MAB）疗法，一般治疗周期为 3～9 个月。

244. 前列腺癌术前新辅助治疗有何好处

研究表明通过新辅助治疗能够缩小前列腺肿瘤体积，达到临床肿瘤降期，降低手术切缘阳性，再配合前列腺癌根治术，使不少患者获得手术根治的机会。

245. 所有前列腺癌患者都要行新辅助治疗吗

目前 T2 期前列腺癌是新辅助治疗的最佳适应证,可以明显减少手术切缘阳性率,从而改善手术预后。T1、T3 期切缘改善率不明显。对于 T3 期以上的高危及局部晚期前列腺癌一般认为不适合行根治手术。但是,目前部分中心研究提示前列腺癌新辅助治疗,可缩小前列腺肿瘤大小,降低临床分期,为 T3 期以上的高危及局部晚期前列腺癌患者提供了手术治疗的机会。但是对于 T3 期以上的前列腺癌患者是否行新辅助治疗仍然存在争议,部分研究认为其对肿瘤复发和长期存活率无明显益处。也有研究认为,新辅助内分泌治疗能够提高疾病的无进展生存率和总体生存率。

246. 前列腺癌根治术后是否还需要其他辅助治疗

大量的研究认为在前列腺癌根治术及盆腔淋巴结清扫术后立即使用辅助内分泌治疗可以提高淋巴结阳性患者的生存率,降低复发率。因此,一般认为,内分泌治疗一般用于高风险的前列腺癌根治术后患者,如淋巴结阳性,切缘阳性,目的是治疗切缘阳性、残余阳性淋巴结、微小转移灶、提高长期存活率。对于其他患者,内分泌治疗只作为复发补救治疗。对于淋巴结阳性、T3 期以上的前列腺癌根治术患者,待尿控恢复后也推荐行术后辅助行放疗,可显著延迟术后生化复发时间。

247. 前列腺癌根治术后辅助内分泌治疗是否必须

对于早期前列腺癌患者,最佳治疗方案为前列腺癌根治术。但是很多患者在手术后的病理检查中发现肿瘤已非局限在前列腺内部(突破了前列腺包膜),有些肿瘤甚至侵犯精囊、膀胱颈或者手术切除标本的切缘出现了癌细胞。对这些患者就需要行辅助治疗,因为前列腺癌是一种雄激素依赖性的肿瘤,所以对于切缘阳性、恶性肿瘤侵犯了精囊、膀胱颈的前列腺癌患者术后行辅助内分泌治疗对于抑制和减少术后复发有一定的作用。从而进一步清除体内的残留肿瘤细胞，达到提高手术效果的作用。对于高危局限期或者局部晚期前列腺癌根治术后的患者术后即刻行辅助内分泌治疗，可以提高患者无生化复发生存率，对控制该疾病的进一步发展甚至术后的转移有重要意义。

248. 哪些人需要术后辅助内分泌治疗

术后辅助内分泌治疗的适应证为：①根治术后病理切缘阳性；②术后病理淋巴结阳性；③术后病理证实为 T3 期或小于 T2 期但伴有高危因素（Gleason＞7 分，PSA＞20 ng/ml）。目前对于局部晚期比如 T2c - T3a 甚至 T3b，或者其他高危因素的前列腺癌患者进行根治性手术的越来越多，内分泌治疗常常作为辅助治疗，以提高总体的治疗效果。高危前列腺癌是指具备以下因素：临床分期在 T2c 及以上，术前 PSA≥20 ng/ml，Gleason 评分≥8 分；中危是指 PSA 在 10～20ng/ml，Gleason 评分 7 分，临床分期是 T2b，对于这些中高危的患者，由于可能存在微转移灶等原因，根治手术切除或者根治性放疗后，存在较高的复发危险。因此，在治疗前后给予内分泌治疗，可以取得更好的治疗效果。

249. 如何进行辅助内分泌治疗

辅助内分泌治疗的方式有最大限度雄激素阻断（MAB），药物或手术去势，抗雄激素治疗。一般主张在术后即刻开始，辅助内分泌治疗的时间至少应为 18 个月。总之，辅助内分泌治疗主要针对切缘阳性，pT3，pN＋及≤pT2 期伴高危因素的患者，多数文献报道能延缓疾病进展时间，但能否提高患者的生存率尚无一致结论。治疗时机及时限的选择应综合考虑患者的病理分期、治疗不良反应和费用等。

250. 何时开始进行术后辅助内分泌治疗

前列腺癌根治术后 PSA 会逐步下降，如果肿瘤切除完整，术后 6 周后会下降至很低甚至检测不到 PSA。因此,除了姑息性前列腺癌根治术等特殊情况,为了观察术后 PSA 变化情况,一般推荐术后 6 周才开始内分泌治疗。目前国内外,尚未统一推荐术后辅助内分泌开始时间,但我们临床经验和国内外大多数研究提示,术后 3 个月可更全面评估根治术后 PSA 变化情况,术后 3 个月再根据适应证进行辅助内分泌治疗可能更为合适。

251. 前列腺癌根治术后 PSA 变化趋势

PSA 基本是由前列腺产生的,故前列腺癌根治术后,PSA 会逐步下降,切除彻底的情况下 6 周后检测不到 PSA。如果术后 PSA 仍然较高,说明体内仍有产生 PSA 的组织,也即可能残留有前列腺癌病灶。另外,前列腺癌根治性放疗术后,PSA 也会下降,但由于还有正常的腺体的存在,PSA 下降水平慢,可能在放疗 3 年后达到最低值,放疗后 PSA 最低值也是生化治愈的标志,也是一个重要的预后判断因素。总的来讲,这个值越低治愈率越高。一般认为在 3～5 年内 PSA 水平最低值达到 0.5 ng/ml 的预后较好。

252. 前列腺癌根治术后 PSA 仍然升高是怎么回事

除了作为前列腺癌的术前诊断手段之一,PSA 也是非常重要的监测肿瘤术后发展的指标之一。通常,理想的前列腺癌根治术术后 6 周检测不到 PSA。如果术后 PSA 仍然较高,说明体内仍有产生 PSA 的组织,也就有可能是残留的前列腺癌病灶。可能有以下 2 种情况:一是术前肿瘤的临床分期被低估,导致手术切除不彻底。因为手术前的分期主要依据是核磁共振或 CT 检查,但这些影像学检查只能是大致判断肿瘤的范围,有时候图像上显示正常的组织其实已经有癌细胞浸润,手术时这些含有癌细胞的组织可能就被当作正常组织保留了下来。二是患者已经有淋巴或远处微小转移。这同样是术前对肿瘤生长情况评估不足的问题。只有当肿瘤生长到一定的大小,影像学检查才能发现病变,而有时候癌细胞虽然已经有了远处器官或淋巴结的转移,但是不一定能在核磁共振等检查的图像上表现出来。

前列腺癌根治术后一旦发现 PSA 仍然很高,也不用特别紧张。应当向医生提供详细的手术前后的资料,耐心、仔细地听医生分析病情,找到 PSA 仍然较高的原因,然后采取进一步治疗措施。具体可开采用内分泌治疗或外放射治疗,都是有明确疗效的。

253. 如何预测前列腺癌根治术后是局部复发还是远处转移

前列腺癌根治术可让绝大多数早期局限性前列腺癌或局部进展性前列腺癌获得满意的疗效,但是仍有部分前列腺癌患者行根治术后会出现局部复发或远处转移。有哪些临床现象可以区别到底是局部复发还是远处转移呢?如果术后快速出现 PSA 迅速上升,多提示有远处转移病灶;相反,术后很长时间才出现 PSA 缓慢上升,多提示局部病灶复发。另外,术后病理为低分化的前列腺癌,更容易远处转移;相反,如果分化良好的前列腺癌首先容易局部复发。

254. 何为生化复发,如何处理

生化复发一般是指行前列腺癌根治术患者在术后随访期内连续两次血清 PSA 水平超过 0.2 ng/ml,进行根治性放疗的患者在随访期内 PSA 水平较治疗时的最低点升高且≥2 ng/ml 的情况。当出现生化复发时,需对患者进行全面评估是否已发生临床复发,以及是局部复发、区域淋巴结转移还是有远处转移,进而确定进一步治疗方案。

255. 生化复发是否意味着肿瘤复发,其预后如何

肿瘤复发包括生化复发和临床复发,意味着生化复发也是肿瘤复发的一种。前列腺癌发生生化复发的预后差异较大,需要区分是局部复发还是有远处转移,应综合治疗后 PSA 升高的时间、PSA 倍增时间(PSADT)、Gleason 评分和病理分期进行分析。一般 PSA 升高时间越早、倍增时间越短、Gleason 评分越高、病理分期越晚则预后越差。

256. 术后尿失禁的原因有哪些

前列腺癌根治术需完整切除前列腺、部分尿道,破坏尿道内口和前列腺包膜上大量血管和神经,术后尿失禁原因主要包括尿道括约肌损伤和术中神经损伤,当然还有前列腺本身的尿控功能丢失等诸多因素。

257. 除了根治术外,是否还有其他根治性方法

前列腺癌除了前列腺癌根治性手术外,还有根治性放疗术。目前,随着科技的发展,部分诊疗技术如冷冻治疗、射频治疗、高强度聚焦超声(HIFU)也能达到根治的效果,但缺乏大规模的临床研究数据验证。

258. 前列腺癌放射治疗有哪些方法

前列腺癌患者的放射治疗具有疗效好、适应证广、并发症少等优点,适用于各期患者。早期患者行根治性放射治疗,其局部控制率和10年无病生存率与前列腺癌根治术相似。局部晚期前列腺癌治疗原则以辅助性放疗和内分泌治疗为主。转移性癌可行姑息性放疗,以减轻症状、改善生活质量。

前列腺癌放射治疗包括:常规外照射放疗、三维适形放疗(3DCRT)、超分割适形放疗、调强适形放疗(IMRT)、质子适形放疗、快中子治疗。

259. 近距离治疗的适应证和优缺点

(1)同时符合以下3个条件为单纯近距离照射治疗的适应证:①临床分期为T1 - T2a期;②Gleason评分为2~6分;③血PSA<10 ng/ml。

(2)符合以下任何一条及多条条件为近距离照射治疗联合外放疗的适应证:

①临床分期为 T2b、T2c；②Gleason 评分为 8～10 分；③血 PSA＞20 ng/ml；④周围神经受到侵犯；⑤多点活检病理结果阳性；双侧活检病理结果阳性；⑥MRI 检查明确有前列腺包膜外侵犯。

（3）Gleason 评分为 7 分或 PSA 为 10～20 ng/ml 者则要根据具体情况决定是否联合外放疗。

（4）近距离照射治疗联合内分泌治疗的适应证：前列腺体积＞60 ml，可行新辅助内分泌治疗使前列腺缩小。

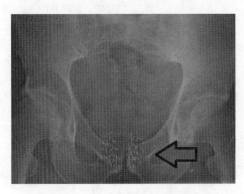

图 4－9　前列腺癌近距离放射治疗

优缺点：前列腺癌近距离照射治疗（见图 4－9）是继前列腺癌根治术及外放疗外的又一种有望根治局限性前列腺癌的方法，疗效肯定、创伤小，尤其适合于不能耐受前列腺癌根治术的高龄前列腺癌患者。短期并发症：尿频、尿急及尿痛等尿路刺激症状，排尿困难和夜尿增多；大便次数增多及里急后重等直肠刺激症状。长期并发症以慢性尿潴留、尿道狭窄、尿失禁为常见。

260. 放射治疗有哪些并发症

（1）下尿路并发症：最常见，大部分患者在放疗后出现膀胱刺激症状，有时可持续数周至数月不等。

（2）肠道并发症：治疗早期包括肠道功能紊乱、直肠炎、出血等；直肠并发症的发生率与直肠所接受的放射剂量及受高剂量照射的肠壁长度有关。

（3）勃起功能障碍：放疗有可能损伤盆腔神经血管束，导致勃起功能障碍。

（4）骨髓抑制：主要发生在常规外照射以及姑息性放疗的患者。

261. 粒子植入的并发症

粒子植入的并发症包括尿频尿急尿痛等尿路刺激症状、排尿困难、尿潴留、尿道狭窄、尿失禁、勃起功能障碍、大便次数增多、血便、直肠放射性损伤等,此外粒子随血液转移到其他部位也可能对身体造成危害。

262. 为何睾丸切除能治疗前列腺癌

前列腺癌细胞需要靠雄激素刺激才能生长,睾丸是男性生成雄激素的主要器官,睾丸切除可使睾酮迅速且持续下降至极低水平,从而治疗前列腺癌。睾丸切除又称手术去势,主要的不良反应是对患者的心理影响。

263. 打针能否替代睾丸切除

打针用的药物为黄体生成素释放激素类似物(LHRH‑α),如诺雷德、亮丙瑞林(抑那通)、贝依等,缓释剂型为 1 月、3 月或 6 个月各注射一次。其作用机制为作用于下丘脑‑垂体‑性腺轴,通过反馈性抑制,使睾酮达到去势水平(<50 ng/dl或<1.7 nmol/L)。在注射 LHRH‑a 后,睾酮逐渐升高,在 1 周时达到最高点(睾酮一过性升高),然后逐渐下降,至 3~4 周时可达到去势水平,因此可以代替睾丸切除。但有 10% 的患者睾酮不能达到去势水平。LHRH‑α 已成为雄激素去除的"标准治疗"方法。

264. 打针和睾丸切除哪个更好,各有什么优缺点

打针和睾丸切除各有利弊,打针能避免手术去势造成的心理影响,缺点在于价格较昂贵,同时注射后睾酮水平一过性升高可能导致病情加剧,对于骨转移脊髓压迫的患者应慎用。手术去势的优点在于能迅速降低体内睾酮水平从而缓解病情,避免了多次重复注射,同时价格较低,缺点在于不可逆转,由于少数患者对内分泌治疗无效,因此一般应首先考虑药物去势。

265. 诺雷德在治疗前列腺癌中的优势

诺雷德在前列腺癌内分泌治疗的特点和优势共 3 个方面：

(1) 诺雷德（戈舍瑞林）活性是所有 LHRH－α 活性最高的是天然 LHRH100 倍。诺雷德缓释植入剂，给药间隔内，药物持续恒定释放，其他 LHRH－α 每次注射到体内剂量不恒定。

(2) 诺雷德治疗后患者 100％达到去势水平。诺雷德更有效降低 PSA，PSA 水平更低。

(3) 诺雷德安全针，注射部位疼痛发生率更低。

266. 抑那通在治疗前列腺癌中的优势

在肿瘤领域，1989 年，武田研发的长效醋酸亮丙瑞林注射剂，即抑那通，首先通过美国 FDA 核准上市，成为世界上第一个通过 FDA 的长效 GnRH 类似物。

(1) 抑那通可快速强效持久控制睾酮水平 20 ng/dL，EAU 指南低睾酮水平代表更好的预后。

(2) 一项随访 10 年的 RCT 数据表明抑那通可有效延长局限期高危及局部晚期前列腺癌患者生存。

(3) 抑那通细短针头痛感更低，患者依从性更高。

(4) 一项抑那通联合阿比特龙上市前证据证明，局限期高危患者，采用亮丙瑞林联合阿比特龙新辅助治疗 3 个月，可有效降低组织内睾酮浓度，降低肿瘤负荷。

267. 睾丸切除后为何要服用抗雄药物

睾丸切除只能减少睾丸产生的睾酮量，并不能影响肾上腺生成的睾酮，睾丸切除后服用抗雄药物可进一步阻断肾上腺生成的雄激素与雄激素受体结合，达到全雄激素阻断的目的,促进前列腺细胞的凋亡,取得更好的治疗效果。

268.　什么是MAB

MAB是maximal androgen blockade的缩写,即最大限度雄激素阻断,常用的方法是去势加抗雄激素药物,能同时去除或阻断睾丸来源和肾上腺来源的雄激素,与单纯去势相比可延长患者生存期。常用的方法为去势加抗雄激素药物。抗雄激素药物主要有两大类:一类是类固醇类药物,其代表为醋酸甲地孕酮;另一类是非类固醇药物,主要有比卡鲁胺(Bicalutamide)和氟他胺(Flutamide)。MAB与单纯去势相比可延长总生存期3~6个月,平均5年生存率提高2.9%,对于局限性前列腺癌,应用MAB疗法时间越长,PSA复发率越低。MAB疗法相对于单独去势可使死亡风险降低20%,并可相应延长无进展生存期。

269.　为什么打针前先服用几天抗雄药物

初次注射LHRH-α药物后,体内睾酮水平会一过性升高,应在注射前2周或当日开始,给予抗雄激素药物至注射后2周,以对抗睾酮一过性升高所导致的病情加剧。

270.　睾丸切除后服用抗雄药物,是否可视病情药物减量

睾丸切除后服用抗雄药物可以根据病情进行药物减量。例如,治疗去势抵抗性前列腺癌时,可选择抗雄药物撤退治疗,在停药4~6周后,约1/3患者出现抗雄激素撤除综合征,PSA下降>50%,平均有效期4个月。

271.　什么是间歇内分泌治疗

间歇内分泌治疗简称IHT,就是前列腺癌患者接受内分泌治疗,当PSA降

至正常或最低水平时,停止内分泌治疗;多数停药标准为 PSA≤0.2 ng/ml,以后每 3 月复查一次 PSA。如果出现症状加重或 PSA 升高到一定水平时,则继续内分泌治疗。这种治疗周期不断重复,直到出现激素非依赖性停止治疗,表现为 PSA 水平持续性升高。

272. 间歇内分泌治疗的适应证

已无法进行根治性手术或放疗的晚期前列腺癌,局限性肿瘤根治切除不完全或切缘阳性,根治术后局部复发或生化复发,局部放疗后生化复发等。

273. 间歇内分泌治疗的好处

IHT 目的是延缓前列腺癌进展至雄激素非依赖状态的时间,延长部分患者无肿瘤进展及总生存期,减少不良反应。IHT 也能改善生活质量,如恢复性欲、性功能,并大大降低治疗费用。是否可加速雄激素依赖性向非激素依赖性的发展和在治疗的间歇期病灶是否会进展是间歇性内分泌治疗的潜在风险。

274. 内分泌治疗如何复查

内分泌治疗后每 3 个月进行 PSA 检测,抗雄激素药物治疗应注意肝功能情况,治疗开始后前 3 个月应每月检查肝功能,以后每 3~6 个月检查一次。若血清 PSA 持续升高,或者出现骨痛,需要进行骨扫描。疾病进展时,随访间期应更短。

275. 长期内分泌治疗对身体有何影响

内分泌治疗由于降低了体内雄激素水平,因而会对身体造成一些不良影响,包括：性欲减退、勃起功能障碍、肌肉萎缩、乳房发育、乏力、面色潮红、骨质疏松、贫血、下肢血栓形成和情绪改变等，联用抗雄激素药物还可出现乳房肿胀，恶心呕吐，甚至是心血管意外。

276.　内分泌治疗有何不良反应

内分泌治疗的不良反应除前已述及的因雄激素水平降低所造成的身体影响外，还包括应用抗雄激素药物所造成的肝功能损害等。

277.　内分泌治疗会一直有效吗

尽管多数患者初期行内分泌治疗有效，但大多数患者经过 18～24 个月的治疗后均进展为去势抵抗性前列腺癌。一般肿瘤体积越小、分期越低、Gleason 评分越低，内分泌治疗有效时间越长，相反肿瘤体积越大、分期越晚、Gleason 评分越高，内分泌治疗有效期越短。另外，还可以通过内分泌治疗时 PSA 下降速度、最低值、最低值维持时间来判断，如果内分泌治疗时 PSA 下降越快、最低值越低、最低值持续时间越长，内分泌治疗有效期越长。

278.　哪些病理类型前列腺癌对内分泌治疗无效

尽管内分泌治疗对于绝大多数前列腺癌均有不同持续时间的疗效。内分泌治疗对前列腺移行细胞癌、鳞癌和肉瘤等病理类型无效，这些类型患者只能尽早行根治术手术或放化疗治疗。

279.　什么叫 CRPC

CRPC 是 castrate-resistant prostate cancer 的缩写，即去势抵抗性前列腺癌，其

定义是指经过初次持续雄激素剥夺治疗后疾病依然进展的前列腺癌，需同时具备以下条件：①血清睾酮达到去势水平（＜50 ng/dl）；②间隔 1 周，持续 3 次 PSA 上升，较最低值升高 50％以上。部分学者认为需同时满足 PSA 值超过 2 ng/ml。

280. 如何处理 CRPC

（1）应维持去势治疗使睾酮维持在去势水平。

（2）对于非转移性 CRPC 患者，可观察或选择二线内分泌药物治疗。

（3）对于转移性 CRPC(mCRPC)，国内目前标准的治疗方法是多西他赛联合泼尼松的化疗，对于不适合化疗或者化疗后疾病进展的患者，有条件的可选择醋酸阿比特龙和恩杂鲁胺等。此外，一些新型治疗方法在国外也有应用。

281. 目前的化疗方案有哪些，效果如何

化疗方案主要包括以下方案：

（1）多西他赛（docetaxel）联合泼尼松，该方案是 mCRPC 的一线标准化疗方案，推荐化疗方案：多西他赛 75 mg/m²，每 3 周一次，静脉用药＋泼尼松 5 mg，2 次/日，口服，共 10 个周期。

（2）多西他赛联合雌二醇氮芥。

（3）米托蒽醌（mitoxantrone）联合泼尼松，推荐化疗方案：米托蒽醌 12 mg/m²，每 3 周一次，静脉用药＋泼尼松 5 mg，2 次/日，口服。

（4）口服化疗：单用雌二醇氮芥或雌二醇氮芥联合足叶乙甙。

化疗是去势抵抗性前列腺癌的重要治疗手段，能延长 CRPC 患者的生存时间，控制疼痛，减轻乏力等症状，提高生活质量。

282. 前列腺癌骨转移后如何治疗

前列腺癌骨转移的治疗目的主要是缓解疼痛，预防和降低病理性骨折、脊髓压迫等骨相关事件，恢复功能，提高生活质量、提高生存率。其治疗应强调多学

科协作、综合性治疗。治疗方法包括诊断前列腺癌的系统治疗包括内分泌治疗、化疗、放疗等；应用双膦酸盐能有效治疗骨破坏，缓解骨痛，预防和推迟骨相关事件的发生；对于癌痛的止痛治疗；外科治疗也是前列腺癌骨转移的主要治疗手段之一，它能获得组织学诊断，缓解疼痛，防止或固定骨折，减少或避免运动系统受损引起的并发症，恢复或维持肢体运动，便于综合治疗和护理，提高生活质量。体外姑息性局部放疗是前列腺癌骨转移局部止痛治疗的有效方法，可有效控制前列腺癌的局限性骨痛，使 70% 的患者疼痛缓解。止痛药物治疗是缓解前列腺癌骨转移疼痛的主要方法之一。止痛药物治疗应遵循 WHO 癌症治疗基本原则进行：首选口服及无创给药途径，依照阶梯给药、按时给药和个体化给药原则，同时注意具体细节。

283. 前列腺癌能预防吗

前列腺癌的发病机制尚不明确，目前明确的危险因素包括遗传、年龄增长，欧美人群发病率明显高于亚洲。但是潜在的危险因子如高脂饮食、镉、除草剂等应尽量避免。坚持低脂肪饮食、多食用富含植物蛋白的大豆类食物、长期饮用中国绿茶、适当提高饮食中微量元素硒和维生素 E 的含量可预防前列腺癌的发生。此外研究显示性生活频率高，患前列腺癌的风险会降低。5α 还原酶抑制剂等药物可能也有预防作用。

284. 停药也是一种治疗吗

老李两年前得了前列腺癌，医师给予诺雷德皮下注射加服用氟他胺的药物治疗（这正是我们前面所讲的 MAB）。两年来老李身体状况还可以，按照要求定期复查前列腺特异性抗原（PSA）水平。可是最近 3 个月，老李的 PSA 水平一直往上升，MAB 以后 PSA 水平最低的时候接近 0，而如今已经达到了 11.8 ng/ml。老李焦急地去医院看医师，医师检查后让他先把氟他胺和诺雷德停掉，过一段时间再检查 PSA。老李犯嘀咕：打针吃药都没有效果，停药却能治病？他对医生的解释也没听明白；但一个月后查 PSA 水平降低至 5.3 ng/ml，老李心头的石头落地了，医师的话没错，停药确实也产生了治疗效果，但这其中的道理到底是什么呢？

原来这种现象在医学上称为抗雄激素撤退效应,特指在接受抗雄激素治疗的前列腺癌患者中,在治疗过程中当 PSA 水平逐渐升高时,如果将抗雄激素停用,一部分患者的 PSA 水平会出现下降的现象。这种现象也称为雄激素撤退综合征,它的来由还要从头说起:1993 年国外报道几例接受全雄激素阻断(双侧睾丸切除+氟他胺)治疗的晚期前列腺癌患者,治疗 12~28 个月后,血清 PSA 值开始升高,因病情发展停用氟他胺。停药后患者血清 PSA 值下降 37%~89%,其中 1 例患者骨病症状亦有改善,当时报道这种临床现象的医师将它称为"氟他胺撤除综合征"。此后,随着抗雄激素药物种类的逐渐增多,在使用比卡鲁胺(康士德)、醋酸氯地孕酮、醋酸甲地孕酮、己烯雌酚等其他抗雄激素药物治疗的患者身上也观察到了此种现象。显然,如果仍将这种现象称为氟他胺撤退综合征就不合适了,由于这种现象都发生在抗雄激素药物停药以后,因此就笼统地命名为抗雄激素撤退效应。

对于使用 MAB 治疗的前列腺癌患者,当治疗过程中 PSA 水平逐渐升高,往往意味着前列腺癌将进入激素非依赖期。一旦出现这种情况,临床上最先采取的措施就是停用抗雄激素药物,观察是否出现抗雄激素撤退综合征。经过长期的临床观察,有 30%~55% 的患者会出现这样的现象,而停药后 PSA 水平下降的持续时间长短不一,短的仅有 1~2 个月,长的甚至可以达到 2 年。

发生抗雄激素撤除现象的机制目前还没有完全阐明。现有的实验显示,当前列腺癌向激素非依赖期转变时,部分肿瘤细胞的雄激素受体会发生突变。我们知道,在没有进行抗雄激素治疗前,前列腺癌细胞上的受体和睾酮结合后会导致肿瘤细胞的增殖和生长,而抗雄激素药物虽然也能同雄激素受体结合,但却没有这样的促进生长效果。但是,如一些雄激素受体发生上述的突变后,虽然由于抗雄激素的存在仍然无法和睾酮结合,但原先与它们能够结合但没有活性的抗雄激素却能使这些突变的受体激活,进一步促进前列腺癌细胞的继续生长,这也就导致了在治疗过程中 PSA 水平首先下降,此后便逐渐升高。当然,以上的机制目前仍然只是抗雄激素撤退效应机制的一种假说,其真正的发生原因还需要大量的科学实验才能完全阐明。但是,读者朋友们需要明白的是,抗雄激素撤退效应确实存在,在前列腺癌激素治疗过程中一旦血清 PSA 水平逐渐升高,在医师的指导下停用抗雄激素药物的确是一种可行的治疗方法。另外,顺便说明一下,目前国内市场上可用的抗雄激素药物有好几种,它们之间同雄激素受体的结合活性及结合部位并不相同,因此,临床上在一种抗雄激素治疗无效之后(如停药后未观察到撤退效应),可以尝试换用另外一种抗雄激素药物,这也是对激素非依赖性前列腺癌的一种治疗方式。

285. 前列腺癌的精准治疗

精准医学是以个体化医疗为基础、随着基因组测序技术快速进步以及生物信息与大数据科学的交叉应用而发展起来的新型医学概念与医疗模式,本质上是通过基因组、蛋白质组等组学技术和医学前沿技术,对于大样本人群与特定疾病类型进行生物标记物的分析与鉴定、验证与应用,从而精确寻找到疾病的原因和治疗的靶点,并对一种疾病不同状态和过程进行精确亚分类,最终实现对于疾病和特定患者进行个性化精准治疗的目的,提高疾病诊治与预防的效益。在其有关精准治疗的陈述中,白宫科学技术办公室科学部副主任 Handelsman 提到了癌症治疗"进入了一个新时代"。然而,几十年前,癌症治疗就越过了这个新时代的门槛。在 20 世纪 80 年代后期,不同机构的研究人员均发现了一种过表达 HER2 蛋白的侵袭性乳腺癌亚型。1998 年,美国食品和药物管理局(FDA)批准曲妥珠单抗治疗 HER2 过表达的转移性乳腺癌患者,这是首个癌症分子靶向治疗。肿瘤的另一种精准医学新方法是根据肿瘤基因或分子谱替代肿瘤类型,使患者进入到适合的药物试验。诺华公司最近推出"Signature",一项临床试验计划,这项试验根据预定义的遗传改变,将试验抗癌药物或经批准研发的新功效的抗癌药物与患者进行匹配,而不考虑患者是乳腺癌,肺癌还是其他肿瘤类型。诺华公司描述这项试验为"患者方案"试验,因为一旦识别出患者具有预选的分子标志物,就可以建立试验点。这些试验正在研究的治疗包括 buparlisib、dovitinib、binimetinib、encorafenib 和 sonidegib。

在前列腺癌方面,精准医学也做了一些有益的探索,如目前很多家医院都在开展的多学科会诊,就是对前列腺癌患者采取个体化治疗方案。由长海医院牵头组建了中国前列腺癌联盟,对中国前列腺癌人群进行了大样本、系统化、多中心的研究,在前列腺癌的诊断、PSA 的筛查、前列腺癌的融合基因等方面取得了阶段性的成绩。多家公司开展了前列腺癌基因芯片筛查,可以预测前列腺癌的风险和复发等。

286. 前列腺癌疫苗进展如何

《自然》杂志刊登的报告说,从健康细胞提取出的 DNA 被用来开发一种新疫苗。这种疫苗用于患前列腺癌的老鼠,治愈率高达 80%。研究人员相信,这一方法有可能适用于其他癌症疫苗的开发,并已经开始用于对黑色素瘤疫苗的研究。英国癌症研究会表示,这是一项重大的科研发展,不过疫苗仍需要进行人体试验。

研发癌症疫苗并非新创举。与传统疫苗防止疾病的作用不同,癌症疫苗通过促使自身免疫系统攻击已经生成的肿瘤达到治疗效果。英国利兹大学和美国一家诊所进行的这一研究:从健康的前列腺细胞中分解 DNA 后将其植入病毒,然后让这种病毒不断感染试验老鼠。前列腺 DNA 使这一病毒生成多项前列腺抗原,所以免疫系统抵抗病毒时也就学会了对前列腺癌细胞发起攻击。其中至关重要的是,健康的前列腺细胞和其他身体部分并不会受到影响。科学家在试验室中,只用了 1 个疗程共 9 次注射取得前列腺肿瘤 80% 的治愈率。不过研究人员表示,这一疫苗开始进行人体试验仍然需要多年时间。

287. 吃番茄能预防前列腺癌吗

大多数学者报告食用番茄、血中番茄红素含量和癌症危险性负相关,也就是说多吃番茄可能预防癌症的发生。新西兰的一项研究观察了前列腺癌的危险性与饮食中摄入的 β 胡萝卜素和番茄红素的关系,发现食物中摄入 β 胡萝卜素及蔬菜与前列腺癌危险性无关;摄入番茄红素和番茄食品与降低前列腺癌危险性弱相关,这项研究显示,吃番茄并不能预防前列腺癌。目前尚无研究明确证明多吃番茄能预防前列腺癌。

288. 前列腺癌冷冻治疗如何

冷冻治疗其实并不是一个新的疗法。随着技术的改进,如在直肠 B 超引导下放置多探头等,冷冻疗法治疗前列腺癌再次引起人们的注意。

冷冻疗法治疗前列腺癌的原理是通过低温摧毁肿瘤,主要是降温后细胞内和细胞外迅速形成冰晶,导致肿瘤细胞脱水、破裂;同时冷冻使微血管收缩,血流减缓,微血栓形成,阻断血流,导致肿瘤组织缺血坏死,使得肿瘤细胞经过反复冰冻—溶解后,细胞破裂、细胞膜溶解,促使细胞内和处于遮蔽状态的抗原释放,刺激机体产生抗体,提高免疫能力。在临床方面,由于采用了经直肠 B 超的定位和实时监控,准确性有了一定的提高。从已报道的效果来看,发现冷冻疗法更适用于早期的肿瘤患者,且有并发症少及对患者打击轻的优点;缺点则是没有长期的临床结果的报告,因此无法和前列腺癌根治术的结果相比较。

本疗法适用于全身情况差、年迈体弱或不宜行根治性手术的前列腺癌患者。

289. 前列腺癌术后性功能障碍如何治疗

随着患者生活质量的提高,前列腺癌患者治疗后性功能的问题已越来越受到人们的关注。对于治疗后出现性功能障碍者可按阳痿的治疗方法,如心理治疗、药物治疗(西地那非等)、阴茎真空吸引器、阴茎药物注射、阴茎假体等方法。

290. 前列腺癌放疗后如何随访

首先,简单介绍一下体外照射的方法;将放射源对准患者的小骨盆腔,以后逐步缩小照射的范围,将放射源集中对准前列腺及其周围的软组织,精囊及膀胱颈部。照射剂量与时限视具体病情而定,一般是 6～8 周内用到 6 500～7 000 GY(放射治疗剂量单位)。

1. 放射治疗期间应该注意如下一些问题

(1)应该告诉医生是否做过放射治疗,这与医生决定今后放射治疗的剂量有关。

(2)进行放射治疗,俗称"照光"时,一般是仰卧位放置。

(3)放射治疗中途如感到不适,询问医生,停止照射。

(4)"照光"期间,要特别注意保护皮肤清洁干燥,"照光"处不能用力摩擦或使用有刺激性药物,也不做热敷。

(5)放射疗法有时会产生全身反应,如食欲不佳、恶心、呕吐、应请医生减少放射剂量或停止照射一段时间。

(6)放射疗法也会产生皮肤反应,下腹部"照光"处出现瘙痒、小丘疹等,可用鱼肝油软膏或可的松冷霜涂抹。

(7)"照光"期间患者体力消耗较大,应该多休息,吃营养价值高的食品。

(8)白细胞低于 3×10^9/L 或血小板少于 70×10^9/L 时应该停止"照光"。

2. 放射治疗后随访要点

(1)放疗后 PSA 的检测:前列腺癌根治性放疗术后,PSA 也会下降,但由于还有正常的腺体的存在,PSA 下降水平慢,可能在放疗 3 年后达到最低值,放疗后 PSA 最低值也是生化治愈的标志,也是一个重要的预后判断因素,总的来讲,这个值越低治愈率越高,一般认为在 3~5 年内 PSA 水平最低值达到 0.5 ng/ml 的预后较好。

(2)直肠指检:根治性放疗后,不需常规行前列腺的直肠指检,只需检查血清 PSA。但如血清 PSA 升高,应该行直肠指检。如果发现肿瘤为不分泌 PSA 的肿瘤,常规也应该行直肠指检。

(3)直肠超声和活检:不作为常规的随访手段,放疗后,如不考虑其他的治疗手段,不予以活检,如要活检,应放疗 18 月后进行。

(4)影像学检查:MRI,尤其是动态 MRI,在 PSA<2 ng/ml 时,能发现早期局部复发病变;PET/CT 能发现局部复发病变和远处转移;有骨骼症状时可行骨扫描,PSA 大于 20 ng/ml、PSAD 小于 6 个月、PSA 速率>0.5 g/ml 也可行骨扫描。

291. 前列腺癌根治术后如何随访

前列腺癌患者大多数是高龄老人,根治手术创伤比较大,因此手术后必须特别注意以下几点。

(1)休息:经历了手术的创伤和心理的打击,身心疲劳。因此,手术后必须保证足够的睡眠和休息时间,才能尽快地恢复,才能在需要时耐受其他进一步的治疗。

(2)营养:手术后的恢复,需要合理的营养。有的患者很注重忌口,但是忽视了基本的营养要素,影响了机体恢复,也降低了免疫力和抵抗力,这是得不偿失的。

(3)适量的活动:活动能使人体全面协调恢复,适量的活动还能避免手术后常见的肺炎、肠麻痹、血栓形成等并发症。当然,过量的活动会带来疲劳,应该避免。

(4) 排尿功能的锻炼：前列腺癌根治术创伤大，手术后常常影响排尿功能。因此，患者应该在医生的指导下，尽快、循序渐进地进行排尿功能的锻炼，避免尿失禁等并发症的危害。

(5) 改善大便习惯：手术后由于禁食和缺少活动，很多患者会出现便秘。便秘会影响排尿，还可能影响伤口的恢复，必须尽早预防。手术前就可以培养床上排便的习惯，手术后尽早下床活动，多食富含纤维素的食品，必要时可以借助泻药。

(6) 定期做血清 PSA、B 超检查等：肿瘤有复发、转移的可能，前列腺癌也不例外。因此，手术后必须定期检查癌指标，即血 PSA 指标，B 超检查前列腺区域、盆腔淋巴结情况等。有疑问时再进行进一步的检查。

(7) 遵从治疗医生的嘱咐：前列腺癌千变万化，患者也各有不同，因此，听取治疗医生的建议，必要时做相关的检查和处理。

292. 前列腺癌内分泌治疗后的随访

内分泌治疗后应对患者进行有规律监测，以便明确疗效，并评估有无疾病进展。对于无症状患者进行规律的 PSA 监控可以更早发现生化复发，如 PSA 水平升高通常早于临床症状数月。然而必须强调 PSA 水平并非一个可靠的逃逸标记物，不可以单独作为随访检查。有 15%～34% 的患者发生临床进展，其 PSA 水平可正常。推荐每 3 月复查评估 PSA 一次。对于治疗反应良好者，症状改善良好，PSA 水平<4 ng/mL，可延长至每 6 月随访一次。如疾病进展时，随访间期应缩短，同时根据病情行 B 超、血生化、增强 MRI 和骨扫描等检查有无影像学进展，以便及时调整治疗方案。

293. 前列腺癌骨转移治疗后如何随访

内分泌＋双膦酸盐综合治疗开始后，每 3 个月对患者进行随访评估，包括体格检查、血 PSA、血常规、肝肾功能、碱性磷酸酶等，病情稳定者不推荐常规行影像学检查。对接受抗雄激素药物治疗的患者应注意肝功能情况，治疗开始后前

3 个月应每月检查肝功能,如肝功能连续无异常建议可每 3 个月检查。对内分泌治疗过程中出现 PSA 升高及其他症状者,建议行骨扫描、B 超和胸片等检查。但当患者进入 CRPC 时,随访间期应缩短,建议个体化随访方案。

294. 什么是前列腺癌多学科诊治

多学科诊治始于 19 世纪 70 年代,如今在世界范围内已为肿瘤患者所广泛接受。多学科诊治模式,以多学科门诊和多学科会议等形式,整合了各相关领域的专家为患者提供一站式服务。基于诊断或治疗目标,多学科团队的人员构成不尽相同,各自发挥优势,互通有无。通过共同参与讨论,多学科专家彼此之间的沟通与交流及时而充分,有助于减少诊治中发生疏忽的概率和共同制订最佳的治疗决策,对前列腺癌预防、诊断和治疗水平的提高均有很大益处。

1. 前列腺癌多学科诊断

随着 PSA 的广泛应用及各种检查技术的进步,临床上检测出越来越多临床不可触及的前列腺癌。前列腺癌的诊断日益需要外科、病理科和影像学医生的仔细沟通,从而得出更迅速而准确的判断,利于避免不必要的手术以及手术方案的优化。相对于外科医生查体发现前列腺病灶,PSA 联合超声检查更易于发现早期病变。MRI 可以准确判断前列腺癌分期,以利于手术方案的确定。超声引导下的穿刺活检技术进一步提高了诊断的准确率,成为诊断前列腺疾病的重要手段。任何穿刺活检的病理诊断乃至术中冰冻病理检查,都存在一些假阴性和组织学低估现象。临床工作中,外科医生需要与影像科和病理科医生共同讨论:是否可疑病变已经准确、完全的取检;是否组织学发现提示邻近组织存在更高级别病变的可能。任何与影像学不符合的病理诊断的病变,均须再次活检或者手术切除。因此,多学科模式的诊断可以提高前列腺癌的检出率,降低漏诊率和诊断偏差,从而减少反复重复穿刺活检给患者带来的痛苦,避免漏诊导致前列腺癌的进展转移。

2. 前列腺癌多学科局部治疗

早期前列腺癌的局部治疗方式从最初的根治性手术,转变为趋于在保证疗效的前提下,尽可能地减少手术和放疗的创伤,尽可能地减少尿失禁及勃起功能障碍。前列腺癌局部治疗的多学科诊治团队包括泌尿外科、影像科、病理科、放疗科、核医学科、专业护理等,根据患者前列腺癌病情、心肺等情况制订针对性的手术治疗方案。手术治疗方式包括开放手术、腹腔镜手术和机器人手术等,早期前列腺癌可能仅需行根治性手术和根治性放疗,局部晚期前列腺癌除了行根治性手术外,还需辅助放疗和内分泌治疗。根治性手术和放疗后,需要定期复查PSA 及 MRI 等影像学检查,联合检验科、放射科、超声科医生密切监测患者有无局部肿瘤复发,由专业护理团队随访患者生活质量、提供术后康复方案、进行健康教育和心理疏导。

　　3. 前列腺癌多学科全身治疗

　　晚期前列腺癌的全身治疗包括化疗、内分泌治疗、生物靶向治疗和免疫治疗,多学科诊治在其中起到了举足轻重的作用。由于前列腺癌与睾丸密切相关,抑制睾丸功能,使其达到去势水平,可延缓疾病进展 2～3 年,主要适应于无法行根治术患者或术后复发者。多数患者内分泌治疗敏感期后,逐渐演变为去势抵抗前列腺癌,需要行多西他赛的化疗和阿比特龙治疗,少数发达国家开展生物靶向治疗和免疫治疗。多发骨转移前列腺癌患者常伴有剧烈癌痛,常需要内分泌治疗、化疗、双膦酸盐治疗、靶向和免疫治疗、放疗和癌痛治疗的综合多学科治疗,尽可能减轻病痛、延长寿命和提高生活质量。

295. 前列腺癌根治术后需要全程追踪和随访

　　局限性前列腺癌患者接受前列腺癌根治术后,基本能够彻底清除体内的肿瘤细胞,达到根治的效果。同样如果一个患者的预期寿命小于 10 年的早期前列腺癌的患者,用放疗也能在短期达到与根治术相似的效果。但是任何恶性肿瘤本身都具有浸润生长以及远处转移的潜在风险,而手术和放疗只能将局限在前列腺的癌细胞"杀死",对于浸润或者转移到前列腺之外的癌细胞是无能为力的。并且,目前没有任何一项检查可以 100% 确定每一个肿瘤细胞都已经被清除。可能在治疗前,已经有极少的肿瘤细胞转移或者浸润到前列腺外面的组织器官,而避免被根治术和放疗清除,而这些细胞,又是很难通过现有的各种检查发现。这样的患者在治疗初期的治疗效果可能是不错的,但是,那些提早转移出去的癌细胞可能就成为肿瘤复发的"定时炸弹",只要有合适的条件,它们便会重新增长,形成新的肿瘤病灶,而这些之前治疗时很难发现的细胞,有可能就会危及患者的生命。因此,在接受根治术或者"根治性"放疗后,每一名患者在治疗后一定要定期随访、复查。

前列腺特异性抗原(PSA)检查是前列腺癌治疗以后最重要的项目。接受前列腺癌根治术的患者,术后 PSA 会呈下降的趋势,多数患者会在治疗后 1 个月左右降低至最低点,术后的检测有助于判断手术疗效。而接受放疗的患者,PSA的下降相对缓慢,其最低点甚至可以在 3~6 个月时才能达到。根据诊疗指南推荐,在治疗后的前两年内,每 3 个月需要进行一次 PSA 复查,第 3 年以后,每半年复查一次,如果 PSA 稳定在很低的水平,可以适当地延长 PSA 复查的间隔,而如果 PSA 出现上升的现象,则要增加 PSA 检查的频率,必要时需要进行积极的治疗。并且在每次复诊时,医师会根据每个患者的具体情况选择性地为患者进行 X 线胸片、直肠指诊、骨骼扫描等检查。因此,前列腺癌根治术后需要全程追踪和随访。

296. 大数据时代前列腺癌的精准医疗

大数据时代前列腺癌的治疗已经进入了精准医疗的时代。准确的来讲精准医疗指是以个体化医疗为基础、基因组测序技术以及生物信息与大数据科学的交叉应用,从而发展起来的新型医学概念与模式。其核心是通过基因组、蛋白质组等组学技术和医学前沿技术,对于大样本人群与特定疾病类型进行生物标志物的分析与鉴定、验证与应用,从而精确寻找到疾病的原因和治疗的靶点,并对疾病的不同状态和过程进行精确分类,最终实现对于疾病和特定患者进行个性化精准治疗的目的,提高疾病诊治与预防的效益。

例如,临床工作中,我们经常会遇到临床特征非常相似的两个患者接受了相同的治疗,其治疗结果可能完全不同,为什么一位患者手术以后可以长期存活,而另一位患者手术后几个月就出现复发? 为什么有的患者吃这个药管用,而其他患者却没有效果? 这样的问题归结到一点就是"如何给确诊前列腺癌的患者再进一步的分类,然后针对每个分类制订最适合的治疗方案"。目前这个领域的研究趋势集中在前列腺癌一些"分子分型"标记物的开发上,也就是通过发现一些新的分子标记物,对前列腺癌患者进行细致的分类,然后再根据不同的分类选择最适合的治疗,这就是孙颖浩院士提出的"前列腺癌的分子分型精准医疗时代"。如一种尚在试验阶段的新型血液检测技术,通过抽取循环肿瘤细胞(CTCs)分析它们的外形和基因组成,从而推测该患者是否对内分泌治疗或化疗有效。尽管这些技术还处在研究阶段,但将来能为前列腺癌患者的精准医疗带来福音。

297. 前列腺癌根治术后还需要治疗吗

在全球,前列腺癌是男性第二常见的恶性肿瘤,发病率仅次于肺癌。在我国,2008 年起,前列腺癌是泌尿系发病率最高的肿瘤,2009 年全国的发病率达到9.92/10 万,上海市的发病率超过 32/10 万,前列腺癌严重威胁着老年男性的生活质量和健康。

前列腺癌根治术是治疗局限性前列腺癌最主要和最有效的治疗方式,又分为开放性前列腺癌根治术、腹腔镜前列腺癌根治术、机器人辅助前列腺癌根治术。它的效果已得到广泛的认可,如美国的前国务卿鲍威尔手术后即继续指挥沙漠风暴,股神巴菲特仍活跃在华尔街,台湾名嘴李敖依旧嬉笑怒骂,新加坡总理李显龙仍旧活跃地处理国政。顾名思义,前列腺癌根治术意即根治性切除,按常人的想法是完全治愈,可能不需要随访和后续治疗,但大量文献研究发现前列腺癌根治术后有尿失禁和勃起功能障碍等并发症,会严重影响患者的生活质量,长期随访发现约 50% 患者会发生复发,所以前列腺癌根治术后仍需要定期随访和辅助性的治疗。

前列腺癌根治术后要定期随访和复查,主要包括的内容有尿控情况、勃起功能、尿常规 PSA 的复查,必要时行超声、磁共振成像、骨扫描等检查。术后早期随访次数稍多,稳定后可 3 月 1 次,两年后可适当延长。

前列腺癌根治术后 PSA 逐步降低,6 周后 PSA 应当检测不到,接近 0,如果不能下降到最低值,则考虑有局部腺体残留,需要行放疗和内分泌治疗。即使手术切除很彻底,研究发现下列情况:①根治术后病理切缘阳性;②术后病理淋巴结阳性;③术后病理证实为 T3 期或≤T2 期但伴有高危因素(PSA＞20 ng/ml,Gleason＞7);④局限性前列腺癌但伴有高危因素(PSA＞20 ng/ml,Gleason＞7)。也容易有复发和转移,建议术后辅助放疗和前列腺癌的辅助内分泌治疗,多数学者主张术后即刻开始。即刻内分泌治疗又分为去势治疗和雄激素剥夺治疗,一般术后 3 个月内给予即为即刻内分泌治疗,所以手术医生一般习惯随访 2～3 月后，评估 PSA 的变化，然后再给予内分泌治疗，治疗时间一般至少 18 个月。术后辅助放疗可单独应用或与内分泌治疗同时联合应用。由于放疗有一定的不良反应，会引起尿失禁和尿道狭窄，所以一般不主张前列腺癌根治术后立即给予放疗，多在尿控恢复正常后给予放疗，以免加重或引起尿失禁和尿道狭窄。

术后辅助放疗和前列腺癌的辅助内分泌治疗有什么区别？如何选择？前列腺癌的辅助内分泌治疗的目的是治疗切缘残余阳性病灶、残余的阳性淋巴结、微小转移灶，提高长期存活率。不能彻底地杀灭癌细胞，只是抑制癌细胞，延缓进展。与前列腺癌的辅助内分泌治疗不同，术后辅助放疗可能彻底地杀灭癌细胞，从而达到治愈效果。其治疗方案的选择取决于患者的要求、两种治疗方法的权衡利弊、患者的身体情况等。

298. 前列腺癌内分泌治疗最新进展

在 EAU2016 第三届 ESO 的前列腺癌展望会议上，S. Osanto 主要介绍了多西他赛化疗在转移性激素敏感性前列腺癌的研究结果。基于 Chaarted 以及 Stampede 的研究的结果，《EAU2016 指南》已经更新了多西他赛化疗在转移性激素敏感性前列腺癌的推荐。而基于 Stampede 的研究，对于高危局部进展性的前列腺癌，也有开始考虑使用多西他赛化疗，这在《NCCN2016 年的指南》也进行了更新。而对于 mCRPC 患者，阿比特龙/多西他赛/恩杂鲁胺等的最佳使用顺序尚未建立，能否联合使用尚未有报道的数据。而对于前列腺癌的免疫治疗尚处于研究阶段。

在 EAU2017 第四届 ESO 的前列腺癌展望会议上，M. De Santis 进一步强调了指南更新中对于多西他赛化疗的推荐，同时展望了阿比特龙用于初诊转移性激素敏感前列腺癌的 Latitude 研究，其研究结果将在 ASCO2017 揭晓，很值得期待。此外，还介绍了联用 ODM-201 治疗转移性激素敏感前列腺癌的随机双盲安慰剂对照的国际多中心的临床试验。上海市第十人民医院泌尿外科作为研究中心之一，也即将开始招募患者。在精准医学方面，奥拉帕尼对合并 BARC1/2 和 ATM 突变的 mCRPC 患者有效率高。2017 年的 ESMO 报道了 PD-L1 抑制剂用于前列腺癌的初步结果。也已经有联合使用药物用于 mCRPC 患者的报道。M. De Santis 展望了接下来值得期待的进展，阿比特龙可能会成为一线的内分泌治疗药物。精准医学和免疫治疗仍还处于初步阶段,里程碑式的成果可能近期还很难出现。

299. 多西他赛在前列腺癌治疗中的地位

适应证:多西他赛联合强的松的化疗适合于去势抵抗性前列腺癌和部分高负荷激素敏感性前列腺癌的诊治。

具体方案:(每 3 周为 1 个周期)

地塞米松(口服):多西他赛化疗前 12 小时、3 小时、1 小时分别口服地塞米松 8 mg。

泼尼松(口服):多西他赛化疗期间每天 2 次,每次 5 mg。

多西他赛(静滴):75 mg/m² 静脉输注,滴注时间:1 小时以上。

随访评估方案:化疗前检查血常规、肝肾功能、PSA、睾酮;化疗期间每周检查 2 次血常规。

常见的不良反应:①中性粒细胞减少;②贫血;③疲劳;④血小板减少症;⑤过敏反应;⑥体液潴留(外周水肿);⑦肝功能异常等。

300. 阿比特龙的用法和适应证

阿比特龙(Abiraterone),别名坦度酮罗,化学名称 17 -(3 -吡啶基)雄甾- 5,16 -二烯- 3β-醇,分子式为 $C_{24}H_{31}NO$,相对分子质量为 349.50900。醋酸阿比特龙是 CYP17 酶的选择性抑制剂,能全面阻断睾丸、肾上腺和前列腺癌细胞中的雄激素生物合成。推荐用法:阿比特龙是口服给予 1 000 mg 每天 1 次与泼尼松 5 mg 口服给药每天 2 次联用。阿比特龙必须空胃给药。服用阿比特龙前至少 2 小时和服用阿比特龙后至少 1 小时不应消耗食物。应与水整片吞服。目前醋酸阿比特龙的两项国际多中心、随机双盲对照研究,分别为针对没有接受化疗(COU - A A - 302 研究)和化疗失败后(COU - AA - 30 研究)的 mCRPC 患者。COU - AA - 302 研究比较醋酸阿比特龙联合泼尼松和单独使用泼尼松在无症状或者轻微症状前列腺癌转移患者中的临床疗效和安全性。研究结果发现,接受醋酸阿比特龙联合泼尼松的患者死亡的风险比泼尼松单独治疗降低了 21%,

总生存时间延长 5.2 个月,影像学进展风险降低了 47%,无进展生存时间延长了 8.2 个月。化疗失败的 mCRPC 患者接受醋酸阿比特龙治疗的 COU-AA-301 研究发现,与泼尼松单独治疗比较,醋酸阿比特龙联合泼尼松治疗能够降低死亡风险 26%,延长生存时间 3.6 个月,PS 进展的风险降低 37%,疾病影像学进展风险降低 34%,PSA 应答提高 24%。同时醋酸阿比特龙治疗 mCRPC 患者的骨转移具有治疗作用。因此,上述研究表明,对未经化疗或者化疗失败的转移性 CRPC(mCRPC)患者,醋酸阿比特龙联合小剂量泼尼松能够可以显著提高患者生存时间、延缓疾病进展、缓解疾病症状、提高患者生命质量。

注意事项:

(1) 阿比特龙易导致肝损害,如用药前或用药后出现肝损害,应减量至 250 mg(1 片)每天 1 次,甚至停药。

(2) 阿比特龙可导致高血压、低血钾,用药前及用药后每个月应评估血压、血钾情况。

(3) 近期有心衰、心肌梗死、室性心律失常者服用阿比特龙应慎重。

(4) 每 1～3 月检测 PSA 一次。

301. CRPC 阶段如何选择治疗

前列腺癌初始内分泌治疗后,平均经过 18～24 个月时间几乎都会进展为"去势抵抗性前列腺癌"(castrate-resistant prostate cancer,CRPC)。

诊断 CRPC 应同时满足:

(1) 血清睾酮达到去势水平(<50 ng/dL 或 1.7 nmol/L)。

(2) 血清 PSA 升高 50% 以上(每周一次连续 3 次 PSA 检查),且 PSA≥2 ng/ml。

去势抵抗性前列腺癌的治疗选择:

CRPC 的治疗应结合肿瘤有无转移、既往治疗及患者的身体状况综合决定。

未转移的 CRPC 的治疗可根据既往治疗合理制订治疗方案,如加用抗雄治疗、抗雄撤退治疗、抗雄药物互换、雌激素、肾上腺切除或皮质激素等。

转移性 CRCP 的治疗应根据既往治疗及患者的身体状况综合决定。

未经化疗和身体状况好:多西他赛、阿比特龙。

未经化疗和身体状况差:阿比特龙。

既往化疗与身体状况好：阿比特龙或二线化疗（卡巴他赛）。

既往化疗与身体状况差：阿比特龙。

化疗：

化疗适合于发展至去势抵抗性的前列腺癌（CRPC），另外研究发现，对于肿瘤负荷较高的初发前列腺癌患者，化疗联合内分泌治疗可获得较好的治疗效果。前列腺癌对紫杉醇类抗肿瘤药物敏感，主要有多西他赛、卡巴他赛，目前卡巴他赛在国内尚未上市。

新型内分泌治疗：

能阻断肾上腺、睾丸和肿瘤细胞本身分泌的雄激素，最大限度地使前列腺癌细胞处于"饥饿"状态。

在美国前列腺癌的 5 年生存率接近 100%，15 年生存率超过 90%。

前列腺癌进展到 CRPC 治疗就变得相对棘手，目前国内可供选择的办法有阿比特龙（相当于二线内分泌治疗）和多西他赛（化疗）。

大部分 CRPC 患者经积极治疗疾病仍会继续进展，然而需要指出的是，绝大多数前列腺癌患者的死亡是由前列腺癌之外的其他疾病引起。

前列腺癌患者疾病进展到 CRPC 已为疾病晚期和生命后程，对于这部分患者，对生活质量的重视应提高到与生存同样的高度。

参考文献

[1] Bartoletti R, Cai T. Classification of Prostatitis: What Is the Clinical Usefulness? Prostatitis and Its Management [M]. Springer International Publishing, 2016: 17 - 26.

[2] Magistro G, Wagenlehner F M E, Grabe M, et al. Contemporary management of chronic prostatitis/chronic pelvic pain syndrome [J]. European urology, 2016,69(2): 286 - 297.

[3] Benelli A, Hossain H, Pilatz A, et al. Prostatitis and its Management [J]. European Urology Supplements, 2017,16(4): 132 - 137.

[4] Chang S C, Hsu C H, Hsu C K, et al. The efficacy of acupuncture in managing patients with chronic prostatitis/chronic pelvic pain syndrome: A systemic review and meta-analysis [J]. Neurourology and urodynamics, 2017,36(2): 474 - 481.

[5] Rees J, Abrahams M, Doble A, et al. Diagnosis and treatment of chronic bacterial prostatitis and chronic prostatitis/chronic pelvic pain syndrome: a consensus guideline [J]. BJU international, 2015,116(4): 509 - 525.

[6] Krieger J N, Stephens A J, Landis J R, et al. Relationship between chronic nonurological associated somatic syndromes and symptom severity in urological chronic pelvic pain syndromes: baseline evaluation of the MAPP study [J]. The Journal of urology, 2015,193(4): 1254 - 1262.

[7] Lee J H, Lee S W. Relationship between premature ejaculation and chronic prostatitis/chronic pelvic pain syndrome [J]. The journal of sexual medicine, 2015, 12 (3): 697 - 704.

[8] Chen X, Zhou Z R, Qiu X C, et al. The effect of chronic prostatitis/chronic pelvic pain syndrome (CP/CPPS) on erectile function: A systematic review and meta-analysis [J]. PloS one, 2015,10(10): e0141447.

[9] 赵良运,王田,毛晓鹏,等.慢性前列腺炎患者勃起功能障碍的临床相关性分析[J].中华泌尿外科杂志,2015,36(4): 304 - 306.

[10] 朱江,李颖毅,张辉.男性泌尿系统疾病患者性功能障碍调查[J].中国性科学,2016(5): 23 - 25.

[11] 黄小军,李虎宜,梁志恒,等.早泄患者前列腺炎样症状及慢性前列腺炎患病状况临床调查[J].中国性科学,2017,26(8): 8 - 10.

[12] Dongdong T. 421 Prevalence of Prostatitis-Like Symptoms in Outpatients With Four Premature Ejaculation Syndromes: A Study in 438 Men Complaining of Ejaculating

Prematurely [J]. The Journal of Sexual Medicine，2017，14(1)：S128 - S129.

[13] Lee J H，Lee S W. Relationship between premature ejaculation and chronic prostatitis/chronic pelvic pain syndrome [J]. The journal of sexual medicine，2015，12(3)：697 - 704.

[14] Althof S E，McMahon C G，Waldinger M D，et al. An update of the International Society of Sexual Medicine's guidelines for the diagnosis and treatment of premature ejaculation (PE) [J]. The journal of sexual medicine，2014，11(6)：1392 - 1422.

[15] Ferre C，Llopis F，Jacob J. Microbiology，antibiotic susceptibility，and bacteraemia associated factors in acute prostatitis [J]. Rev Esp Quimioter，2016，29(4)：190 - 194.

[16] Gallo L. Effectiveness of diet，sexual habits and lifestyle modifications on treatment of chronic pelvic pain syndrome [J]. Prostate cancer and prostatic diseases，2014，17(3)：238 - 245.

[17] Herati A S，Moldwin R M. Alternative therapies in the management of chronic prostatitis/chronic pelvic pain syndrome [J]. World journal of urology，2013，31(4)：761 766.

[18] Nickel J C，Freedland S J，Castro-Santamaria R，et al. Chronic prostate inflammation predicts symptom progression in patients with chronic prostatitis/chronic pelvic pain [J]. The Journal of urology，2017，198(1)：122 - 128.

[19] Wagenlehner F M E，Van Till J W O，Houbiers J G A，et al. Fatty Acid Amide Hydrolase Inhibitor Treatment in Men With Chronic Prostatitis/Chronic Pelvic Pain Syndrome：An Adaptive Double-blind，Randomized Controlled Trial [J]. Urology，2017，103：191 - 197.

[20] Shorter B，Gordon B. Diet Therapy in the Context of Chronic Pelvic Pain [M]// Urological and Gynaecological Chronic Pelvic Pain. Springer International Publishing，2017：51 - 83

[21] 张俊，尚学臣. 慢性前列腺炎的中医药治疗概况[J]. 中国处方药，2016，14(7)：18 - 19.

[22] 韦瑾，梁朝朝，郝宗耀，等. 慢性前列腺炎的神经因素[J]. 临床泌尿外科杂志，2016(4)：382 - 385.

[23] Vaarala M H，Mehik A，Ohtonen P，et al. Prostate cancer incidence in men with self-reported prostatitis after 15 years of follow-up [J]. Oncology letters，2016，12(2)：1149 - 1153.

[24] 董新强，屈淼林. 热淋清颗粒合独一味胶囊在治疗Ⅲ型前列腺炎的临床观察[J]. 当代医学，2010，16(10)：150 - 151.

[25] 刘志勇，曾林，李安庆，等. 热淋清联合左氧氟沙星治疗慢性细菌性前列腺炎的临床观察[J]. 河南科技大学学报：医学版，2014(2)：111 - 112.

[26] 金文翔，沈春富. 热淋清颗粒治疗难治性前列腺炎临床观察[J]. 中国乡村医药，2014，21(6)：56 - 57.

[27] 陈鹏，仙桃，曾卫峰，等. 热淋清颗粒辅助治疗中重度慢性前列腺炎临床应用分析及体会[J]. 国际泌尿系统杂志，2016，36(1)：103 - 105.

[28] 胡恩宜. 银花泌炎灵片治疗慢性前列腺炎的临床观察[J]. 中国性科学，2013(3)：61 - 63.

[29] 孟婷,李小顺,杜稳斌,等.银花泌炎灵治疗慢性前列腺炎 68 例[J].陕西中医,2014(2)：190-191.

[30] 刘兆月,严慧芳,何昆仑,等.银花泌炎灵结合坦洛新治疗慢性无菌性前列腺炎的研究[J].中国医药导刊,2015,(1)：65-66.

[31] 李鹏,孟庆泽,刘德海,等.湿热消汤联合银花泌炎灵片治疗ⅢA 型前列腺炎临床研究[J].中医学报,2017(3)：459-462.

[32] 王彬,李海松,高瞻,等.复方玄驹胶囊治疗Ⅲ型慢性前列腺炎(肾虚血瘀证)的多中心临床疗效评价[J].中国男科学杂志,2017,31(2)：40-46.

[33] 梁棉胜,习海波,李明,等.复方玄驹胶囊治疗耐药性慢性细菌性前列腺炎的临床效果观察[J].中国医学创新,2017,14(27)：9-12.

[34] 李焱风,杨毅坚,丁世霖,等.基于"异病同治"理论治疗前列腺疾病的思考[J].云南中医中药杂志,2017,38(1)：18-19.

[35] Velagala S R, Seifer P, Dansranjavin T, et al. 568 Epigenetical analyses on inflammatory factors in patients with prostatitis, BPH and prostate cancer：Discovering the link between inflammation and carcinogenesis [J]. European Urology Supplements, 2014,13(1)：e568.

[36] Tyagi P, Kashyap M, Gingrich J, et al. MP17-01 INFLAMMASOME ACTIVATION LEADS TO IL-18 EXPRESSION IN PROSTATIC INFLAMMATION ASSOCIATED WITH BPH [J]. The Journal of Urology, 2017,197(4)：e211-e212.

[37] Ding H, Fan S, Zhang L, et al. Does prostatitis increase the risk of prostate cancer? A meta-analysis [J]. Int J Clin Exp Med, 2017,10(3)：4798-4808.

[38] Sfanos K S, Yegnasubramanian S, Nelson W G, et al. The inflammatory microenvironment and microbiome in prostate cancer development [J]. Nature Reviews Urology, 2018,15(1)：11-24.

[39] Puhr M, De Marzo A, Isaacs W, et al. Inflammation, microbiota, and prostate cancer [J]. European Urology Focus, 2016,2(4)：374-382.

[40] Strasner A, Karin M. Immune infiltration and prostate cancer [J]. Frontiers in oncology, 2015,5：128.

[41] Suh Y, Gandhi J, Joshi G, et al. Etiologic classification, evaluation, and management of hematospermia [J]. Translational andrology and urology, 2017,6(5)：959.

[42] Pastore A L, Palleschi G, Fuschi A, et al. Hematospermia and xanthogranulomatous prostatitis：An unusual onset of a rare diagnosis [J]. Canadian Urological Association Journal, 2013,7(11-12)：E820.

[43] Sonnex C. Prostatitis, Chronic Pelvic Pain Syndrome, and Hematospermia [M]// Sexual Health and Genital Medicine in Clinical Practice. Springer International Publishing, 2015：93-97.

[44] Lee G. Chronic prostatitis：a possible cause of hematospermia [J]. The world journal of men's health, 2015,33(2)：103-108.

[45] Krebs J, Bartel P, Pannek J. Bacterial persistence in the prostate after antibiotic treatment of chronic bacterial prostatitis in men with spinal cord injury [J]. Urology, 2014,83(3)：515-520.

［46］ Xiao J, Ren L, Lv H, et al. Atypical microorganisms in expressed prostatic secretion from patients with chronic prostatitis/chronic pelvic pain syndrome: microbiological results from a case-control study ［J］. Urologia internationalis, 2013,91(4): 410 - 416.

［47］ Roberts M J, Richards R S, Gardiner R A, et al. Seminal fluid: a useful source of prostate cancer biomarkers? ［J］. Biomarkers, 2015,9(2): 77 - 80.

［48］ Agnihotri S, Mittal R D, Kapoor R, et al. Asymptomatic prostatic inflammation in men with clinical BPH and erectile dysfunction affects the positive predictive value of prostate-specific antigen ［C］//Urologic Oncology: Seminars and Original Investigations. Elsevier, 2014,32(7): 946 - 951.

［49］ Ren X, Wu C, Yu Q, et al. Correlation of IL - 8 and IL - 6 in prostatic fluid with serum prostate-specific antigen level in patients with benign prostatic hyperplasia complicated by prostatitis ［J］. Nan fang yi ke da xue xue bao = Journal of Southern Medical University, 2016,36(1): 135 - 139.

［50］ Krebs J, Bartel P, Pannek J. Bacterial persistence in the prostate after antibiotic treatment of chronic bacterial prostatitis in men with spinal cord injury ［J］. Urology, 2014,83(3): 515 - 520.

［51］ Breser M L, Motrich R D, Sanchez L R, et al. Chronic Pelvic Pain Development and Prostate Inflammation in Strains of Mice With Different Susceptibility to Experimental Autoimmune Prostatitis ［J］. The Prostate, 2017,77(1): 94 - 104.

［52］ Huang T R, Li W, Peng B. Correlation of inflammatory mediators in prostatic secretion with chronic prostatitis and chronic pelvic pain syndrome ［J］. Andrologia, 2017: e12860. ［Epub ahead of print］

［53］ Cheng S, Shi B, Zhu Y, et al. AB058. Therapeutic efficacy of trans-rectal triple physiotherapy combined with pharmacotherapy in comparison with pharmacotherapy alone in patients with chronic prostatitis/chronic pelvic pain syndrome (CP/CPPS) ［J］. Translational andrology and urology, 2017,6(Suppl 3).

［54］ Rees J, Abrahams M, Doble A, et al. Diagnosis and treatment of chronic bacterial prostatitis and chronic prostatitis/chronic pelvic pain syndrome: a consensus guideline ［J］. BJU international, 2015,116(4): 509 - 525.

［55］ Magistro G, Wagenlehner F M E, Grabe M, et al. Contemporary management of chronic prostatitis/chronic pelvic pain syndrome ［J］. European urology, 2016,69(2): 286 - 297.

［56］ Talberg P I, Andryukhin M I, Mazina S E, et al. Ultrasound physiotherapy treatment of prostatitis ［J］. Urologiia (Moscow, Russia: 1999), 2016 (6): 54.

［57］ Qin Z, Wu J, Tian J, et al. Network Meta-Analysis of the Efficacy of Acupuncture, Alpha-blockers and Antibiotics on Chronic Prostatitis/Chronic Pelvic Pain Syndrome ［J］. Scientific reports, 2016,6:35737.

［58］ Koh J S, Ko H J, Wang S M, et al. The association of personality trait on treatment outcomes in patients with chronic prostatitis/chronic pelvic pain syndrome: an exploratory study ［J］. Journal of psychosomatic research, 2014,76(2): 127 - 133.

［59］ Yellepeddi V K, Radhakrishnan J, Radhakrishnan R. Penetration and pharmacokinetics of non-steroidal anti-inflammatory drugs in rat prostate tissue [J]. The Prostate, 2018, 78(2): 80 - 85.

[60] Bowen D K, Dielubanza E, Schaeffer A J. Chronic bacterial prostatitis and chronic pelvic pain syndrome [J]. BMJ clinical evidence, 2015,2015.

[61] Kahokehr A, Vather R, Nixon A, et al. Non-steroidal anti-inflammatory drugs for lower urinary tract symptoms in benign prostatic hyperplasia: systematic review and meta-analysis of randomized controlled trials [J]. BJU international, 2013, 111 (2): 304 - 311.

[62] Taoka R, Kakehi Y. The influence of asymptomatic inflammatory prostatitis on the onset and progression of lower urinary tract symptoms in men with histologic benign prostatic hyperplasia [J]. Asian Journal of Urology, 2017,4(3): 158 - 163.

[63] Condorelli R A, Russo G I, Calogero A E, et al. Chronic prostatitis and its detrimental impact on sperm parameters: a systematic review and meta-analysis [J]. Journal of Endocrinological Investigation, 2017,(Suppl 1): 1 - 10.

[64] Schagdarsurengin U, Teuchert L M, Hagenkötter C, et al. Chronic Prostatitis Affects Male Reproductive Health and Is Associated with Systemic and Local Epigenetic Inactivation of CXC Motif Chemokine 12 Receptor CXC Chemokine Receptor Type 4 [J]. Urologia internationalis, 2017,98(1): 89 - 101.

[65] Mändar R, Punab M, Korrovits P, et al. Seminal microbiome in men with and without prostatitis [J]. International Journal of Urology, 2017,24(3): 211 - 216.

[66] Kalejaiye O, Muneer A. Management of Infections in Male Infertility [S]. The Diagnosis and Treatment of Male Infertility: A Case-Based Guide for Clinicians, 2017: 79.

[67] Calogero A E, Duca Y, Condorelli R A, et al. Male accessory gland inflammation, infertility, and sexual dysfunctions: a practical approach to diagnosis and therapy [J]. Andrology, 2017,5(6): 1064 - 1072.

[68] Wang GC, Zheng JH, Yang B, Che JP, Yan Y, Geng J, Liu M, Huang JH, Xia SQ, Peng B. Impacts of histological prostatitis on sexual function and lower urinary tract symptoms in patients with benign prostatic hyperplasia [J]. Urology, 2013, 82 (5): 1094 - 1097.

[69] Wang G C, Bian C D, Zhou T T, et al. Urethral ultrasonography: A novel diagnostic tool for dysuria following bipolar transurethral plasma kinetic prostatectomy [J]. Technol Health Care. 2016 Apr 29;24 Suppl 2: S487 - 492.

[70] Peng B, Wang GC, Zheng JH, et al. A comparative study of thulium laser resection of the prostate and bipolar transurethral plasmakinetic prostatectomy for treating benign prostatic hyperplasia [J]. BJU Int, 2013,111(4): 633 - 637.

[71] Li K, Wang D, Hu C, et al. A Novel Modification of Transurethral Enucleation and Resection of the Prostate in Patients with Prostate Glands Larger Than 80 Ml: Surgical Procedures and Clinical Outcomes [J]. Urology, 2017, pii: S0090 - 4295(17)31239 - 6.

[72] Shih H J, Huang C J, Lin J A, et al. Hyperlipidemia is associated with an increased risk of clinical benign prostatic hyperplasia [J]. Prostate, 2018 Feb;78(2): 113 - 120.

［73］ Tyagi P, Motley S S, Koyama T, et al. Molecular correlates in urine for the obesity and prostatic inflammation of BPH/LUTS patients ［J］. Prostate, 2018,78(1): 17 - 24.

［74］ Kuebker J M, Miller N L. Holmium Laser Enucleation of the Prostate: Patient Selection and Outcomes ［J］. Curr Urol Rep, 2017,18(12): 96.

［75］ Enikeev D V, Glybochko P V, Alyaev Y G, et al. Laser enucleation of the prostate (HOLEP and THULEP): a comparative effectiveness analysis in treating recurrent prostatic hyperplasia ［J］. Urologiia, 2017,(4): 50 - 54.

［76］ Magistro G, Chapple C R, Elhilali M, et al. Emerging Minimally Invasive Treatment Options for Male Lower Urinary Tract Symptoms. Eur Urol, 2017,72(6): 986 - 997.

［77］ Moore C M, Robertson N L, Jichi F, et al. The Effect of Dutasteride on Magnetic Resonance Imaging Defined Prostate Cancer: MAPPED-A Randomized, Placebo Controlled, Double-Blind Clinical Trial ［J］. J Urol, 2017,197(4): 1006 - 1013.

［78］ Dahm P, Brasure M, MacDonald R, et al. Comparative Effectiveness of Newer Medications for Lower Urinary Tract Symptoms Attributed to Benign Prostatic Hyperplasia: A Systematic Review and Meta analysis ［J］. Eur Urol, 2017,71(4): 570 - 581.

［79］ Kohn T P, Mata D A, Ramasamy R, Lipshultz LI. Effects of Testosterone Replacement Therapy on Lower Urinary Tract Symptoms: A Systematic Review and Meta-analysis ［J］. Eur Urol, 2016,69(6): 1083 - 1090.

［80］ Fusco F, Palmieri A, Ficarra V, et al. α1 - Blockers Improve Benign Prostatic Obstruction in Men with Lower Urinary Tract Symptoms: A Systematic Review and Meta-analysis of Urodynamic Studies ［J］. Eur Urol, 2016,69(6): 1091 - 1101.

［81］ Gacci M, Andersson K E, Chapple C, et al. Latest Evidence on the Use of Phosphodiesterase Type 5 Inhibitors for the Treatment of Lower Urinary Tract Symptoms Secondary to Benign Prostatic Hyperplasia ［J］. Eur Urol, 2016,70(1): 124 - 133.

［82］ Borkowski T, Golabek T, Chlosta PL, Borkowski A. Evaluation and management of male lower urinary tract symptoms: treatment patterns and guidelines in a correlation study among Polish urology consultants ［J］. Arch Med Sci, 2015,11(6): 1340 - 1351.

［83］ Simon R M, Howard L E, Moreira D M, et al. Does Prostate Size Predict the Development of Incident Lower Urinary Tract Symptoms in Men with Mild to No Current Symptoms? Results from the REDUCE Trial ［J］. Eur Urol, 2016,69(5): 885 - 891.

［84］ Gratzke C, Bachmann A, Descazeaud A, et al. EAU Guidelines on the Assessment of Non-neurogenic Male Lower Urinary Tract Symptoms including Benign Prostatic Obstruction ［J］. Eur Urol, 2015,67(6): 1099 - 1109.

［85］ Hashim H, Abrams P. Transurethral resection of the prostate for benign prostatic obstruction: will it remain the gold standard? Eur Urol. 2015,67(6): 1097 - 1098.

［86］ Chapple C R, Roehrborn C G, McVary K, et al. Effect of tadalafil on male lower urinary tract symptoms: an integrated analysis of storageand voiding international prostate symptom subscores from four randomized controlled trials. Eur Urol, 2015,67

(1): 114 - 122.

[87] Pashootan P, Ploussard G, Cocaul A, et al. Association between metabolic syndrome and severity of lower urinary tract symptoms (LUTS): an observational study in a 4666 European men cohort [J]. BJU Int, 2015,116(1): 124 - 130.

[88] Bachmann A, Tubaro A, Barber N, et al. A European multicenter randomized noninferiority trial comparing 180 W GreenLight XPS laser vaporization and transurethral resection of the prostate for the treatment of benign prostatic obstruction: 12-month results of the GOLIATH study [J]. J Urol, 2015,193(2): 570 - 578.

[89] Loeb S, Zhou Q, Siebert U, Rochau U, et al. Active Surveillance Versus Watchful Waiting for Localized Prostate Cancer: A Model to Inform Decisions [J]. Eur Urol, 2017,72(6): 899 - 907.

[90] Downer M K. Why Epidemiological Studies of Physical Activity in Prostate Cancer Often Underestimate its Benefits [J]. Eur Urol, 2017,72(6): 940 - 941.

[91] Lardas M, Liew M, van den Bergh RC, et al. Quality of Life Outcomes after Primary Treatment for Clinically Localised Prostate Cancer: A Systematic Review [J]. Eur Urol, 2017,72(6): 869 - 885.

[92] Tree A, Dearnaley D. Randomised Controlled Trials Remain the Key to Progress in Localised Prostate Cancer [J]. Eur Urol, 2017,pii: S0302 - 2838(17)30590 - 0.

[93] Crook J. Optimal Radiotherapy for Unfavorable-risk Prostate Cancer [J]. Eur Urol, 2017,72(5): 745 - 746.

[94] Penson D F. Quality of Life Outcomes Following Treatment for Localized Prostate Cancer: What's New and What's Not [J]. Eur Urol, 2017,72(6): 886 - 887.

[95] Gandaglia G, Boorjian S A, Parker W P, et al. Impact of Postoperative Radiotherapy in Men with Persistently Elevated Prostate-specific Antigen After Radical Prostatectomy for Prostate Cancer: A Long-term Survival Analysis [J]. Eur Urol, 2017,72(6): 910 - 917.

[96] Wilt T J, Dahm P. Value of Prostate Cancer Care: New Information on New Therapies Suggest Less is More [J]. Eur Urol, 2017,72(5): 736 - 737.

[97] Reichard C A, Chapin B F. Local Therapy for Disseminated Prostate Cancer: Improved Outcomes or Biased Confounders? [J]. Eur Urol, 2017,72(3): 352 - 353.

[98] Chiu P K, Alberts A R, Venderbos L D F, et al. Additional benefit of using a risk-based selection for prostate biopsy: an analysis of biopsy complications in the Rotterdam section of the European Randomized Study of Screening for Prostate Cancer [J]. BJU Int, 2017,120(3): 394 - 400.

[99] Schweizer M T, Antonarakis E S, Denmeade S R. Bipolar Androgen Therapy: A Paradoxical Approach for the Treatment of Castration-resistant Prostate Cancer [J]. Eur Urol, 2017,72(3): 323 - 325.

[100] Moschini M, Carroll P R, Eggener S E, et al. Low-risk Prostate Cancer: Identification, Management, and Outcomes [J]. Eur Urol, 2017,72(2): 238 - 249.

[101] Cornford P, Bellmunt J, Bolla M, et al. EAU-ESTRO-SIOG Guidelines on Prostate Cancer. Part II: Treatment of Relapsing, Metastatic, and Castration-Resistant

Prostate Cancer [J]. Eur Urol, 2017,71(4)：630 - 642.

[102] Mottet N, Bellmunt J, Bolla M, et al. EAU-ESTRO-SIOG Guidelines on Prostate Cancer. Part 1：Screening, Diagnosis, and Local Treatment with Curative Intent [J]. Eur Urol, 2017,71(4)：618 - 629.

[103] Sanda M G, Cadeddu J A, Kirkby E, et al. Clinically Localized Prostate Cancer：AUA/ASTRO/SUO Guideline, PART I [J]. J Urol, 2017. [Epub ahead of print].

[104] Rosenkrantz A B, Verma S, Choyke P, et al. Prostate Magnetic Resonance Imaging and Magnetic Resonance Imaging Targeted Biopsy in Patients with a Prior Negative Biopsy：A Consensus Statement by AUA and SAR [J]. J Urol, 2016, 196 (6)：1613 - 1618.

[105] Crigger C, Salkini M, Zaslau S. The Aging Mountaineer：PSA screening in older men-of value or should we skip this test? [J]. W V Med J, 2016,112(3)：36 - 40.

[106] Gershman B, Van Houten H K, Herrin J, et al. Impact of Prostate-specific Antigen (PSA) Screening Trials and Revised PSA Screening Guidelines on Rates of Prostate Biopsy and Postbiopsy Complications. Eur Urol [J]. 2017,71(1)：55 - 65.

[107] 邱智,吴栗洋,周晓光,等.良性前列腺增生致膀胱出口梗阻合并逼尿肌功能减弱患者行经尿道前列腺电切术疗效的影响因素分析[J].中华泌尿外科杂志,2016,37(7)：511 - 514.

[108] 邱志磊,王荃,程楷,等.超选择性前列腺动脉栓塞术治疗前列腺增生的临床评价[J].中华泌尿外科杂志,2016,37(10)：758 - 761.

[109] 杨博宇,夏术阶.激光治疗良性前列腺增生术后尿失禁与勃起功能障碍的发生及保护策略[J].中华泌尿外科杂志,2017,38(8)：637 - 640.

[110] 赵磊,梁朝朝.前列腺癌生物标志物研究新进展[J].中华泌尿外科杂志,2017,38(6)：477 - 480.

[111] 魏东,柴攀,吴鹏杰,等.度他雄胺治疗大体积良性前列腺增生症中短期效果的初步研究[J].中华泌尿外科杂志,2016,(2)：114 - 117.

[112] 刘和谦,陈弋生,邹滨,等.经尿道前列腺电切术严重并发症的临床分析[J].中华泌尿外科杂志,2016,37(7)：515 - 518.

[113] 高超,杨文增,崔振宇,等.前列腺偶发癌根治性前列腺切除术后的疗效随访[J].中华泌尿外科杂志,2017,38(9)：702 - 706.

[114] 叶章群,蓝儒竹,沈周俊,等.癃清片与左氧氟沙星单药或联合应用治疗非细菌性炎症性前列腺炎的临床研究[J].中华泌尿外科杂志,2016,37(5)：363 - 367.

[115] 郭建华,龚旻,胡巍,等.索利那新联合坦索罗辛治疗Ⅲ型前列腺炎的临床研究[J].中华泌尿外科杂志,2013,34(11)：839 - 842.

[116] 方小龙,陈湘,陈志,等.双倍剂量盐酸坦洛新缓释片治疗Ⅲ型前列腺炎的疗效和安全性分析[J].中华泌尿外科杂志,2015,36(5)：354 - 356.

[117] 赵良运,王田,毛晓鹏,等.慢性前列腺炎患者勃起功能障碍的临床相关性分析[J].中华泌尿外科杂志,2015,36(4)：304 - 306.

[118] 虞巍,肖云翔,李学松,等.<50 岁 PSA4～10 μg/L患者前列腺穿刺的临床病理特点分析[J].中华泌尿外科杂志,2012,33(11)：840 - 842.

[119] 周智恩,李汉忠,严维刚,等.前列腺特异性抗原持续异常患者前列腺重复穿刺活检的

临床分析[J].中华泌尿外科杂志,2013,34(7)：510－513.

[120] 陈力,张弦,戴奕奕,等.α受体阻滞剂联合环氧合酶－2 抑制剂治疗良性前列腺增生继发下尿路症状的疗效分析[J].中华泌尿外科杂志,2012,33(2)：155.

[121] 中华医学会泌尿外科学分会前列腺癌联盟.中国前列腺癌早期诊断专家共识[J].中华泌尿外科杂志,2015,36(8)：561－564.

[122] 李科,林国桢,沈纪川,等.广州市中心城区 2000—2011 年前列腺癌发病与死亡趋势分析[J].中华泌尿外科杂志,2015,36(3)：213－216.

[123] 严维刚,周智恩,周毅,等.局限性中高危前列腺癌近距离治疗联合内分泌治疗和外放疗的疗效分析[J].中华泌尿外科杂志,2017,38(6)：442－447.

[124] 张志鹏,刘明,陈敏,等.磁共振靶向前列腺穿刺活检对前列腺癌诊断的研究[J].中华泌尿外科杂志,2016,37(3)：161－164.

[125] 兰建宏,汪朔,夏丹,等.经腹膜外途径腹腔镜下根治性前列腺切除术治疗高危前列腺癌的疗效观察[J].中华泌尿外科杂志,2015,36(5)：346－349.

[126] 刘跃平,马建辉,李晔雄,等.前列腺癌的放射治疗[J].中华泌尿外科杂志,2017,38(6)：412－416.

[127] 张帆,黄毅,马潞林,等.^{125}I 放射性粒子植入术联合间歇性内分泌治疗用于中高危非转移性前列腺癌的临床研究[J].中华泌尿外科杂志,2017,38(6)：448－452.

[128] 瞿旻,高旭,侯建国,等.前列腺癌患者根治术后生化复发危险因素的单中心研究[J].中华泌尿外科杂志,2015,36(8)：573－577.

[129] 周利群.中国前列腺癌药物去势治疗专家共识解读[J].中华泌尿外科杂志,2017,38(z1)：4－5.

[130] 张姣,翁少波,王海涛,等.改良 Glasgow 预后评分对去势抵抗性前列腺癌患者多西他赛化疗后总生存期的影响及临床分析[J].中华泌尿外科杂志,2015,36(4)：294－298.

[131] 谢立平,王潇,郑祥义,等.耻骨后根治性前列腺切除术与标准腹腔镜下根治性前列腺切除术疗效比较的荟萃分析[J].中华泌尿外科杂志,2015,36(8)：615－619.

[132] 陈一鸣,徐仁芳,许贤林,等.血小板淋巴细胞比和中性粒细胞淋巴细胞比对前列腺癌内分泌治疗后早期去势抵抗预测价值的研究[J].中华泌尿外科杂志,2017,38(2)：110－114.

[133] 胡林军,李长岭,寿建忠,等.改良多西他赛方案治疗化疗耐受性差的前列腺癌患者的疗效和安全性分析[J].中华泌尿外科杂志,2017,38(8)：615－618.

[134] 陈晔,李纲,谢赣生,等.高敏 C 反应蛋白与前列腺癌骨转移的相关性[J].中华泌尿外科杂志,2016,37(10)：772－776.

[135] 顿耀军,刘春雷,陈黎黎,等.前列腺癌患者单纯雄激素去除治疗后健康相关生活质量的评估[J].中华泌尿外科杂志,2017,38(1)：33－37.

[136] 中华医学会泌尿外科学分会,中国前列腺癌联盟.中国前列腺癌药物去势治疗专家共识[J].中华泌尿外科杂志,2016,37(7)：481－484.

[137] 秦晓健,叶定伟.前列腺癌精准内分泌治疗的全程管理[J].中华泌尿外科杂志,2017,38(z1)：17－19.

[138] 高新,江东根,黄群雄,等.根治性前列腺切除联合扩大盆腔淋巴结清扫术治疗局部高危前列腺癌 12 年经验总结[J].中华泌尿外科杂志,2017,38(6)：433－437.

[139] 彭波,耿江,王光春,等.超声检查在经尿道前列腺等离子电切术后再次排尿困难诊断

中的价值[J].中华泌尿外科杂志,2012,33(7)：515－517.

[140] 张海民,郑军华,许云飞,等.经尿道等离子前列腺切除术治疗 BPH 术后性功能状况调查[J].中华泌尿外科杂志,2010,31(7)：486－488.

[141] 彭波,郑军华,耿江,等.铥激光与等离子前列腺切除术疗效的比较研究[J].中华泌尿外科杂志,2013,34(9)：678－681.

[142] 彭波,郑军华,巢月根,等.经尿道双极等离子电切治疗高危前列腺增生症(附 100 例报告)[J].上海医学,2010,33(4)：357－359.

[143] 张海民,郑军华,许云飞,等.经尿道前列腺等离子电切术与传统电切术治疗前列腺增生的疗效比较[J].同济大学学报(医学版),2013,34(2)：43－46.

[144] 彭波,郑军华,段建敏,等.生理盐水中的前列腺电切术治疗高龄高危前列腺增生症(附 50 例报告)[J].第二军医大学学报,2007,28(10)：1140－1141.

[145] 那彦群,叶章群,孙颖浩,等.2014 版中国泌尿外科疾病诊断治疗指南[M].北京：人民卫生出版社,2014.

[146] 彭波,孙忠全,王光春.前列腺增生与前列腺癌医患问答[M].上海：第二军医大学出版社,2015.